Alimentazione Sportiva

La Guida Pratica per Ottimizzare le Tue Prestazioni Sportive Aumentando la Massa Muscolare e Riducendo il Grasso Corporeo. Incluse Ricette Mirate per Ogni Obiettivo Atletico

Matteo Romano

Tavola dei Contenuti

Introduzione 1

Capitolo 1: Fondamenti della Nutrizione Sportiva e l'Ottimizzazione delle Performance 3

Che cos'è la nutrizione sportiva? 3

L'importanza del Timing dei Nutrienti 5

Macronutrienti: Proteine, Carboidrati e Grassi 7

Micronutrienti e Loro Ruolo nelle Performance Sportive 9

Capitolo 2: Carburante per l'Esercizio ... 11

Carburanti Energetici Durante l'Esercizio. 11

Idratazione: Acqua ed Elettroliti 13

Integratori e Bevande Sportive 15

L'importanza dei Tempi di Assunzione 16

Capitolo 3: Dieta e Recupero 19

Nutrienti per il Recupero Muscolare 19

L'Importanza delle Proteine e Aminoacidi 21

Strategie Alimentari Post-Allenamento 23

Riposo e Nutrizione 25

Capitolo 4: Piani Alimentari per Diverse Discipline Sportive 27

Endurance vs. Sport di Forza 27

Nutrizione per gli Sport di Squadra 29

Considerazioni Speciali per gli Sportivi Giovani e Anziani 30

Diete Vegane e Vegetariane nello Sport 32

Capitolo 5: Integrazione 35

Quando e Perché Integrare? 35

Guida agli Integratori più Sicuri ed Efficaci 37

Creatina, BCAA e Proteine in Polvere 39

Evitare le Trappole del Doping 41

Capitolo 6: Gestione del Peso e Composizione Corporea 43

Bilanciare le Calorie per la Performance 43

Metodi di Misurazione della Composizione Corporea 45

Diete per la Riduzione del Grasso Corporeo 47

Aumento di Massa Muscolare Pulita 49

Capitolo 7: Problemi Comuni e Soluzioni nella Nutrizione Sportiva 51

Intolleranze e Allergie Alimentari 51

Disturbi Gastrointestinali Legati allo Sport 53

La Sindrome del Sovra-allenamento e Nutrizione 55

Gestione dello Stress e della Fatica 57

Capitolo 8: Adattamento della Dieta a Diverse Pesi e Altezze 60

Calcolo del Fabbisogno Calorico 60

Personalizzazione dei Macronutrienti 61

Monitoraggio e Regolazione 62

Parte 2: "Piatti Vincenti: Ricette e Piani per Atleti" 63

Capitolo 1: Colazione per Campioni .. 64

1. Frullato Proteico Rinforzato 64

2. Omelette agli Spinaci e Feta 64

3. Pancakes Proteici....................65

4. Toast di Avocado e Uovo in Camicia 66

5. Porridge di Quinoa e Mirtilli 67

6. Muesli Ricco di Proteine 67

7. Smoothie Bowl di Spinaci e Proteine .68

8. Frittata di Chorizo e Patate Dolci.......69

9. Porridge di Avena e Chia al Cioccolato 70

10. Wrap di Tacchino e Avocado..........71

Capitolo 2: Pranzi Potenzianti............ 72

1. Insalata di Quinoa e Pollo.................72

2. Salmone al Forno con Asparagi..........73

3. Tacos di Pollo e Avocado 73

4. Pasta integrale con Pollo e Pesto di Basilico....................74

5. Insalata di Ceci e Tonno....................75

6. Hamburger di Quinoa e Fagioli 76

7. Insalata di Quinoa e Verdure Grigliate 77

8. Wrap di Pollo alla Caesar..................78

9. Insalata di Pollo al Curry 78

10. Insalata Mediterranea di Ceci...........79

11. Pollo alla Griglia con Verdure 80

12. Bowl di Riso Integrale e Salmone.....81

13. Wrap di Tacchino e Avocado..........82

14. Pasta Integrale con Pesto di Pomodori Secchi e Pollo 82

15. Insalata di Quinoa e Verdure Grigliate 83

Capitolo 3: Cene Rigenerative 85

1. Salmone al Forno con Verdure Arrostite 85

2. Insalata di Quinoa e Ceci....................85

3. Frittata alle Erbe con Spinaci e Pomodori 86

4. Pollo al Limone e Timo con Orzo e Broccoli 87

5. Risotto ai Funghi e Spinaci 88

6. Bistecca di Manzo con Purea di Pastinaca 89

7. Zuppa di Lenticchie e Verdure 90

8. Risotto al Salmone e Asparagi............91

9. Polenta con Ragù di Funghi e Erbe ...92

10. Tofu al Sesamo con Verdure Saltate 93

11. Merluzzo al Cartoccio con Pomodorini e Olive 94

12. Spiedini di Pollo al Curry con Couscous....................95

13. Bistecca di Manzo con Insalata di Rucola e Parmigiano 95

14. Casseruola di Tacchino e Verdure ... 96

15. Filetto di Orata al Forno con Patate. 97

Capitolo 4: Energia Pre-Workout....... 99

1. Smoothie Energetico alla Banana e Avena....................99

2. Toast con Avocado e Uovo 100

3. Frullato di Mirtilli e Yogurt Greco ...100

4. Barrette Energetiche Fatte in Casa ...101

5. Pancake di Banana e Proteine 102

6. Porridge di Avena e Cocco 103

7. Smoothie di Mango e Spinaci 103

8. Mini Pancake di Patate Dolci 104

9. Toast di Salmone e Avocado 105

10. Yogurt Greco con Miele e Noci 106

Capitolo 5: Nutrimento Post-Workout 107

1. Smoothie Proteico ai Frutti Rossi 107

2. Insalata di Pollo Grigliato e Avocado 107

3. Wrap di Tacchino e Hummus 108

4. Quinoa Bowl con Salmone e Edamame 109

5. Pancake di Avena e Banana 110

6. Riso Integrale con Pollo e Verdure al Curry 111

7. Patate Dolci Ripiene con Fagioli e Spinaci 112

8. Insalata di Quinoa, Tonno e Avocado 113

9. Omelette di Albume con Funghi e Spinaci 113

10. Shake Proteico di Mela e Cannella. 114

Capitolo 6: Spuntini 116

1. Muffin Proteici alle Mele e Cannella 116

2. Chips di Ceci al Rosmarino 117

3. Barrette Energetiche al Burro di Arachidi e Cioccolato 117

4. Yogurt Greco con Mirtilli e Noci.....118

5. Smoothie Verde Energizzante 119

6. Mini Frittate di Verdure 119

7. Crackers di Semi e Noci....................120

8. Hummus di Barbabietola 121

9. Gelato Proteico alla Banana 122

10. Mix di Frutta Secca e Cioccolato ...123

Capitolo 7: 30 Giorni di Piano Alimentare 124

Conclusione 128

Scopri i Tuoi Bonus Esclusivi Gratuiti!

Grazie per aver scelto "Alimentazione Sportiva"! Siamo entusiasti di supportare il tuo percorso verso una nutrizione ottimale con tre esclusivi ebook bonus, disponibili gratuitamente.

Scannerizza il codice QR per scaricare queste preziose risorse:

Bonus 1: Guida Completa agli Integratori Alimentari per Atleti
Scopri tutto quello che c'è da sapere sugli integratori alimentari, con consigli su come utilizzarli per migliorare le prestazioni sportive.

Bonus 2: Nutrizione Personalizzata per Atleti con Condizioni Specifiche
Ottieni consigli nutrizionali personalizzati per gestire al meglio le esigenze specifiche legate a determinate condizioni di salute.

Bonus 3: Ricette Specializzate per Diete Specifiche degli Sportivi
Accedi a una raccolta di ricette studiate per soddisfare le esigenze dietetiche specifiche degli sportivi, garantendo prestazioni ottimali.

Non perdere questi incredibili bonus! Scannerizza il codice QR per scaricare gratuitamente i tuoi ebook e continua il tuo percorso verso una nutrizione sportiva con fiducia e facilità. Buona lettura e buon allenamento!

Introduzione

Caro lettore,

Immagina te stesso al traguardo di una gara, il cuore che batte forte, il sudore che scorre e la sensazione travolgente di aver dato il massimo. Oppure pensa al momento in cui sollevi quell'ultimo peso in palestra, sentendo i muscoli bruciare e il corpo che risponde con forza e determinazione. Ogni atleta conosce queste sensazioni, questi momenti di pura passione e dedizione. Ma dietro ogni grande performance, dietro ogni traguardo raggiunto, c'è un elemento fondamentale che spesso viene trascurato: la nutrizione.

"Alimentazione Sportiva" è nato dal desiderio di svelare i segreti di una dieta che non solo sostiene il corpo, ma lo potenzia, lo rafforza e lo prepara a superare ogni sfida. Questo libro è il tuo alleato nella ricerca della massima performance, un compagno che ti guiderà attraverso le scelte alimentari più adatte alle tue esigenze sportive.

La nutrizione sportiva non riguarda semplicemente il mangiare sano; è un'arte che combina scienza e pratica quotidiana. È il carburante che accende il motore del tuo corpo, che ti permette di correre più veloce, saltare più in alto e resistere più a lungo. È l'elemento che può fare la differenza tra una performance mediocre e una straordinaria.

In queste pagine troverai un viaggio affascinante attraverso i principi fondamentali della nutrizione, scoprirai come il timing dei nutrienti può ottimizzare le tue prestazioni, e capirai l'importanza di bilanciare proteine, carboidrati e grassi nella tua dieta quotidiana. Ogni capitolo è stato pensato per offrire non solo conoscenze teoriche, ma anche applicazioni pratiche che puoi implementare subito nella tua routine.

Ma non ci fermeremo qui. Questo libro ti porterà oltre la teoria, fornendoti ricette gustose e nutrienti che trasformeranno i tuoi pasti in veri e propri strumenti di performance. Dalla colazione alla cena, dai pasti pre-allenamento agli spuntini, ogni ricetta è studiata per supportarti al meglio in ogni momento della giornata.

Ti mostreremo come personalizzare la tua dieta in base alle specifiche esigenze del tuo sport, che tu sia un corridore, sollevatore di pesi, giocatore di squadra o appassionato di fitness. Scoprirai strategie per il recupero muscolare, piani alimentari per diverse discipline sportive e consigli su come gestire il peso e la composizione corporea in modo efficace e salutare.

Questo libro non è solo una raccolta di informazioni, ma una guida emotiva e ispirazionale che ti accompagnerà passo dopo passo nel tuo percorso atletico. È un invito a esplorare nuove possibilità, a sfidare te stesso e a scoprire il potere della nutrizione nel migliorare la tua vita sportiva e quotidiana.

Che tu sia un atleta esperto o alle prime armi, "Alimentazione Sportiva" è il tuo compagno ideale per raggiungere nuovi traguardi, superare i tuoi limiti e vivere ogni giorno al massimo del tuo potenziale.

Preparati a trasformare il tuo approccio all'alimentazione e a scoprire un nuovo modo di vivere lo sport. Il viaggio inizia ora. Benvenuto in "Alimentazione Sportiva".

Capitolo 1: Fondamenti della Nutrizione Sportiva e l'Ottimizzazione delle Performance

Che cos'è la nutrizione sportiva?

Definizione e obiettivi della nutrizione sportiva

La nutrizione sportiva è una branca specializzata della scienza nutrizionale che si concentra sull'ottimizzazione dell'assunzione alimentare per migliorare le prestazioni degli atleti e promuovere una buona salute generale. Essa si basa su principi scientifici per formulare diete specifiche che soddisfino le esigenze energetiche e nutritive degli individui che partecipano a sport a vari livelli, da amatoriali a professionisti.

Gli obiettivi principali della nutrizione sportiva includono l'aumento dell'energia e della resistenza, la gestione del peso e della composizione corporea, il miglioramento della velocità di recupero tra gli allenamenti e le competizioni, e la prevenzione degli infortuni. Questo campo considera fattori come il tipo di attività sportiva, la durata dell'esercizio, l'ambiente in cui si svolge, e le caratteristiche individuali dell'atleta come età, sesso, e condizioni di salute.

Come la nutrizione impatta la performance sportiva

La nutrizione può avere un impatto significativo sulle prestazioni sportive. Un adeguato apporto di carboidrati, proteine, grassi, vitamine e minerali è essenziale per fornire l'energia necessaria durante l'allenamento e la competizione. I carboidrati sono la principale fonte di energia per gli atleti perché si trasformano rapidamente in glucosio, il carburante preferito dal corpo durante l'esercizio ad alta intensità. Le proteine sono cruciali per la riparazione e la crescita muscolare, mentre i grassi sono importanti per le attività di resistenza.

La tempistica dell'assunzione di nutrienti è altrettanto critica. Mangiare carboidrati e proteine poco dopo l'esercizio può migliorare il recupero muscolare e riempire le riserve di glicogeno. Anche l'idratazione gioca un ruolo vitale, in quanto la disidratazione può ridurre le prestazioni fisiche e cognitive, aumentando il rischio di infortuni e malattie.

Relazione tra dieta, salute e recupero muscolare

Una dieta ben bilanciata è fondamentale non solo per ottimizzare le prestazioni sportive, ma anche per mantenere un buon stato di salute generale e accelerare il recupero muscolare. Alimenti ricchi di nutrienti anti-infiammatori e antiossidanti, come frutta, verdura, noci, semi e pesci grassi, possono aiutare a ridurre il danno muscolare e l'infiammazione post-allenamento.

Inoltre, una dieta adeguata supporta il sistema immunitario dell'atleta, riduce il rischio di malattie e contribuisce alla salute a lungo termine delle ossa, dei muscoli e delle articolazioni. Il calcio e la vitamina D sono particolarmente importanti per la salute ossea, mentre il ferro e la vitamina C favoriscono una buona circolazione e funzione muscolare.

Componenti chiave di una dieta sportiva equilibrata

Una dieta sportiva equilibrata dovrebbe includere una varietà di alimenti per garantire un apporto completo di tutti i nutrienti essenziali. I componenti chiave includono:

- **Carboidrati**: fonte primaria di energia. Esempi includono cereali integrali, frutta, verdura e legumi.
- **Proteine**: essenziali per la riparazione e la crescita del tessuto muscolare. Fonti proteiche includono carne magra, pollame, pesce, uova, latticini, e alternative vegetali come tofu e legumi.
- **Grassi**: necessari per funzioni vitali e come fonte di energia durante attività di lunga durata. Gli acidi grassi omega-3 e omega-6, presenti in oli vegetali, noci, semi e pesci grassi, sono particolarmente benefici.
- **Vitamine e minerali**: sostanze vitali per il recupero muscolare, il metabolismo energetico e la funzione immunitaria.

Differenze nella nutrizione sportiva rispetto alla nutrizione generale

Mentre la nutrizione generale mira a promuovere la salute e prevenire malattie nella popolazione generale, la nutrizione sportiva si concentra su diete personalizzate per ottimizzare le prestazioni atletiche e il recupero. Gli atleti possono richiedere un maggior apporto calorico, modificazioni nei macronutrienti e supplementazione specifica rispetto alla popolazione generale. Ad esempio, mentre un adulto medio potrebbe beneficiare di una dieta con un moderato apporto di carboidrati, un atleta di resistenza potrebbe necessitare di una dieta ad alto contenuto di carboidrati per sostenere gli allenamenti prolungati.

Inoltre, la nutrizione sportiva spesso richiede una pianificazione e una tempistica più dettagliate dell'assunzione di cibo e liquidi per allinearsi ai ritmi di allenamento e competizione, cosa che nella dieta generale può essere meno rigorosa.

In sintesi, la nutrizione sportiva è una scienza complessa e dinamica che richiede un approccio personalizzato e basato sull'evidenza per massimizzare le prestazioni sportive e il benessere degli atleti. Con una comprensione approfondita degli impatti che l'alimentazione ha sulla prestazione atletica, sul recupero e sulla salute generale, gli atleti possono essere meglio equipaggiati per raggiungere i loro obiettivi sportivi.

L'importanza del Timing dei Nutrienti

Definizione di Timing Nutrizionale e Sua Rilevanza per l'Atleta

Il timing nutrizionale è la scienza di pianificare l'assunzione di cibo e bevande prima, durante e dopo l'esercizio fisico per ottimizzare le prestazioni sportive, il recupero e la salute generale. Questo concetto si basa sull'idea che non solo il tipo e la quantità di cibo consumato, ma anche il momento dell'assunzione possono influenzare significativamente l'efficacia dell'allenamento e la capacità del corpo di recuperare e adattarsi agli stress fisici.

Per gli atleti, il timing nutrizionale è cruciale perché permette al corpo di avere il giusto carburante al momento giusto, massimizzando le riserve energetiche durante l'attività fisica e accelerando i processi di recupero post-allenamento. La precisione nel timing può fare la differenza tra una performance ottimale e una compromessa da affaticamento, deperimento muscolare, o insufficiente recupero.

Timing Pre-Allenamento e la Sua Importanza per l'Energia e la Prevenzione dell'Affaticamento

Il periodo pre-allenamento è fondamentale per preparare il corpo all'attività fisica. Consumare il giusto tipo di nutrienti prima dell'esercizio può migliorare le prestazioni, preservare le riserve di glicogeno muscolare, ridurre il danno muscolare, e diminuire la percezione della fatica. Idealmente, un pasto pre-allenamento dovrebbe essere consumato circa 2-3 ore prima dell'attività fisica e includere una buona quantità di carboidrati complessi e una moderata quantità di proteine, con basso contenuto di grassi e fibre per minimizzare il rischio di disturbi gastrointestinali.

Ad esempio, un pasto pre-allenamento potrebbe consistere in un piatto di pasta integrale con salsa leggera e pollo, o un frullato di frutta con una manciata di avena e proteine in polvere. Questi alimenti forniscono energia sostenuta e aminoacidi per il supporto muscolare senza appesantire lo stomaco.

Timing Post-Allenamento: Finestra Anabolica e Suoi Benefici sul Recupero

Il periodo immediatamente dopo l'allenamento, spesso chiamato "finestra anabolica", è un momento critico per il recupero muscolare e la ricostituzione delle riserve energetiche. Consumare nutrienti specifici entro 30-60 minuti dopo l'esercizio può accelerare la riparazione dei tessuti, ridurre l'infiammazione e ricostituire il glicogeno muscolare.

Il focus principale in questo periodo dovrebbe essere su carboidrati ad alto indice glicemico e proteine di alta qualità. Un rapporto di 3:1 tra carboidrati e proteine è generalmente raccomandato. Esempi di snack post-allenamento includono un frullato di proteine con banana, yogurt greco con miele e granola, o un panino con tacchino e una porzione di frutta.

Esempi Pratici di Timing dei Nutrienti in Diversi Sport

Il timing e la composizione dei nutrienti possono variare significativamente tra gli sport e dipendono dalla durata, intensità e obiettivi specifici dell'atleta. Ad esempio:

- Maratoneti: Prima di una lunga corsa, è essenziale massimizzare le riserve di glicogeno con pasti ricchi di carboidrati nei giorni precedenti e un pasto pre-gara leggero. Post-gara, l'immediato reintegro di liquidi, elettroliti, carboidrati e proteine è cruciale.
- Sollevatori di pesi: Prima dell'allenamento, è benefico consumare carboidrati e proteine per sostenere l'energia e prevenire il catabolismo muscolare. Dopo l'allenamento, le proteine e i carboidrati aiutano nella ricostruzione e crescita muscolare.
- Nuotatori: Spesso si allenano più volte al giorno, quindi è importante reintegrare costantemente energia. Pasti e snack bilanciati sono necessari tutto il giorno per mantenere gli allenamenti intensi e il recupero.

Errori Comuni e Come Evitarli

Alcuni errori comuni nel timing dei nutrienti includono il saltare i pasti pre o post-allenamento, consumare troppi grassi o fibre prima dell'esercizio che possono causare disagio gastrointestinale, o non bere abbastanza liquidi per una corretta idratazione. Per evitarli, gli atleti dovrebbero:

- Pianificare i pasti e gli snack in anticipo.
- Aggiustare l'assunzione di nutrienti in base all'intensità dell'allenamento.
- Mantenere una buona idratazione prima, durante e dopo l'esercizio.
- Consultare un dietista sportivo per personalizzare il piano alimentare.

In conclusione, il timing nutrizionale è una componente fondamentale della performance sportiva e del recupero. Con una corretta implementazione, gli atleti possono migliorare significativamente le loro prestazioni e accelerare il recupero tra gli allenamenti.

Macronutrienti: Proteine, Carboidrati e Grassi

Ruolo e Importanza delle Proteine nella Costruzione Muscolare

Le proteine sono fondamentali per la salute e la performance degli atleti, essendo i principali mattoni utilizzati per la costruzione e il recupero muscolare. Sono composte da aminoacidi, alcuni dei quali, conosciuti come aminoacidi essenziali, devono essere ottenuti attraverso la dieta perché il corpo non è in grado di sintetizzarli autonomamente.

Le proteine non solo supportano la sintesi muscolare, ma sono anche cruciali per la riparazione dei tessuti danneggiati durante l'esercizio fisico intenso. Dopo l'allenamento, il consumo di proteine aiuta a stimolare l'attività dei ribosomi che costruiscono le proteine muscolari, un processo noto come sintesi proteica muscolare. Per gli atleti, il consumo adeguato di proteine è essenziale per migliorare la forza e la massa muscolare, nonché per prevenire la degradazione muscolare che può verificarsi durante periodi di allenamento intenso o diete caloriche restrittive.

Carboidrati: Energia Immediata e Loro Gestione

I carboidrati sono la principale fonte di energia per gli atleti perché possono essere rapidamente convertiti in glucosio, utilizzato poi per produrre ATP (adenosintrifosfato), il principale trasportatore di energia nelle cellule. Durante attività di breve durata e ad alta intensità, come lo sprint o il sollevamento pesi, i carboidrati sono essenziali per mantenere le prestazioni poiché il corpo li utilizza preferenzialmente rispetto ad altri nutrienti.

La gestione dei carboidrati varia a seconda del tipo di sport e della durata dell'attività. Atleti di resistenza, come maratoneti o ciclisti, possono beneficiare di una dieta ad alto contenuto di carboidrati per massimizzare le riserve di glicogeno muscolare e epatico, essenziali durante esercizi prolungati. Al contrario, sport che richiedono brevi esplosioni di energia possono richiedere meno carboidrati giornalieri, ma è ancora importante che questi siano consumati in momenti strategici, come prima e subito dopo l'allenamento, per ottimizzare le prestazioni e il recupero.

Grassi: Tipi di Grassi e Loro Impatto Metabolico ed Energetico

I grassi svolgono molteplici ruoli importanti per gli atleti: sono una fonte concentrata di energia, essenziali per la struttura cellulare, l'assorbimento di vitamine liposolubili e la produzione di ormoni. Ci sono diversi tipi di grassi, e la loro qualità può influenzare notevolmente la salute e le prestazioni.

- Grassi saturi: Trovati in alimenti come carni grasse e latticini, possono aumentare il rischio di malattie cardiache se consumati in eccesso.

- Grassi insaturi: Includono monoinsaturi (come quelli dell'olio d'oliva) e polinsaturi (come quelli dei pesci grassi e degli oli di semi), che possono aiutare a ridurre l'infiammazione e migliorare la salute cardiovascolare.
- Grassi trans: Da evitare, questi grassi possono aumentare il rischio di malattie cardiache e ridurre la salute generale.

I grassi sono particolarmente importanti per atleti che partecipano a sport di resistenza, in quanto dopo l'esaurimento delle riserve di glicogeno, il corpo inizia a utilizzare i grassi come principale fonte di energia.

Proporzioni Raccomandate di Macronutrienti per Diversi Tipi di Atleti

La proporzione ideale di macronutrienti può variare notevolmente a seconda dello sport praticato, del sesso, dell'età, e del livello di attività:

- **Atleti di resistenza:** Potrebbero necessitare di una maggiore proporzione di carboidrati (60-70% dell'assunzione calorica totale), moderata in proteine (10-20%) e bassa in grassi (20-30%).
- **Atleti di forza**: Possono beneficiare di un maggiore apporto proteico (20-30% del totale calorico), con una moderata quantità di grassi (25-35%) e una proporzione di carboidrati adeguata alle esigenze energetiche (40-50%).

Mitigazione degli Effetti Negativi di una Dieta Sbilanciata

Una dieta sbilanciata può portare a diversi problemi di salute, come deficienze nutrizionali, diminuzione delle prestazioni, affaticamento eccessivo e aumentato rischio di infortuni. Per evitare questi problemi, gli atleti dovrebbero:

- Assicurarsi di consumare una varietà di alimenti per ottenere un ampio spettro di nutrienti essenziali.
- Evitare di dipendere eccessivamente da integratori, privilegiando una dieta ricca di alimenti naturali e interi.
- Consultare un dietologo sportivo per personalizzare la propria dieta in base alle specifiche esigenze energetiche e nutrizionali.

In conclusione, una corretta comprensione e gestione dei macronutrienti è essenziale per gli atleti che desiderano ottimizzare le prestazioni sportive e mantenere una buona salute. Attraverso un'attenta pianificazione e seguendo le raccomandazioni basate sull'evidenza, gli atleti possono raggiungere un equilibrio nutrizionale che supporti i loro obiettivi a lungo termine.

Micronutrienti e Loro Ruolo nelle Performance Sportive

Panoramica sui Micronutrienti Chiave (Vitamine e Minerali)

I micronutrienti, che includono vitamine e minerali, sono essenziali per il funzionamento ottimale del corpo e giocano un ruolo cruciale nella salute e nelle performance degli atleti. Nonostante siano necessari solo in piccole quantità, questi nutrienti sono vitali per la produzione energetica, la sintesi delle proteine, la contrazione muscolare, l'ossigenazione, la regolazione del sistema immunitario e la protezione contro le lesioni ossidative.

Le vitamine sono sostanze organiche che possono essere suddivise in due categorie: idrosolubili (come le vitamine del complesso B e vitamina C) e liposolubili (come le vitamine A, D, E, K). I minerali, invece, sono elementi inorganici e si dividono in macro-minerali (es. calcio, magnesio) e micro-minerali o oligoelementi (es. ferro, zinco, rame).

Ruolo Specifico di Alcuni Micronutrienti come il Ferro, il Calcio e il Magnesio

- **Ferro**: È fondamentale per il trasporto dell'ossigeno nel sangue e per la funzione muscolare. Il ferro è un componente dell'emoglobina nei globuli rossi e della mioglobina nei muscoli, entrambi cruciali per il trasporto dell'ossigeno ai muscoli durante l'esercizio. Una carenza di ferro può portare a stanchezza, riduzione della capacità di esercizio e anemia.
- **Calcio**: È essenziale per la contrazione muscolare, la conduzione nervosa, la secrezione di ormoni e la coagulazione del sangue. Il calcio è anche vitale per mantenere una forte densità ossea, prevenendo fratture e osteoporosi. Atleti, in particolare quelli in sport di resistenza o con restrizioni caloriche, possono essere a rischio di bassi livelli di calcio.
- **Magnesio**: Partecipa a oltre 300 reazioni enzimatiche nel corpo, compresa la sintesi proteica, la funzione muscolare e nervosa, e la regolazione della glicemia e della pressione sanguigna. Il magnesio aiuta anche a metabolizzare i macronutrienti e stabilizzare le membrane cellulari. Una carenza può causare crampi muscolari, affaticamento e un aumento del rischio di osteoporosi.

Impatto della Carenza di Micronutrienti sulla Performance e la Salute

Le carenze di micronutrienti possono avere un impatto significativo sulla funzione fisica e mentale di un atleta, riducendo la capacità di allenarsi con intensità e recuperare adeguatamente. Ad esempio, carenze di vitamina D possono influire negativamente sulla forza muscolare e sulla funzione immunitaria. Allo stesso modo, la carenza di zinco può compromettere la capacità del corpo di riparare i tessuti e di gestire l'infiammazione, rallentando il recupero da infortuni e allenamenti intensi.

La valutazione regolare dei livelli di micronutrienti, soprattutto in atleti che seguono diete con restrizioni caloriche o che si sottopongono a periodi prolungati di stress fisico, è essenziale per prevenire deficit e assicurare il mantenimento delle prestazioni ottimali.

Fonti Alimentari Ricche di Micronutrienti Essenziali

Una dieta ricca e varia è la migliore strategia per garantire un adeguato apporto di tutti i micronutrienti essenziali. Ecco alcune fonti alimentari di vitamine e minerali chiave:

- **Ferro**: carne rossa magra, pollame, pesce, legumi, verdure a foglia verde scuro e cereali fortificati.
- **Calcio**: latticini, verdure a foglia verde, tofu, sardine e alimenti fortificati come succhi di frutta e cereali.
- **Magnesio**: noci, semi, legumi, cereali integrali e verdure a foglia verde.

Consigli per Integrare Efficacemente Micronutrienti nella Dieta Quotidiana

- **Varietà Alimentare**: Consumare una vasta gamma di alimenti per assicurare un'ampia copertura di tutti i micronutrienti necessari.
- **Monitoraggio Periodico**: Gli atleti dovrebbero considerare di fare controlli regolari per monitorare i loro livelli di micronutrienti, specialmente se hanno diete con restrizioni specifiche o seguono intensi regimi di allenamento.
- **Supplementazione**: Se necessario, sotto la guida di un professionista della salute, la supplementazione può essere un'opzione per prevenire carenze. Tuttavia, è essenziale preferire l'assunzione di nutrienti tramite la dieta naturale.

In conclusione, i micronutrienti giocano ruoli critici nel supportare le funzioni corporee essenziali, migliorando la performance e accelerando il recupero. Una strategia di nutrizione ben pianificata, che enfatizza la varietà e l'equilibrio, può aiutare gli atleti a mantenere un alto livello di performance e benessere generale.

Capitolo 2: Carburante per l'Esercizio

Carburanti Energetici Durante l'Esercizio

Fonti di Energia Durante l'Esercizio: Glucosio vs. Grassi

Durante l'attività fisica, il corpo utilizza principalmente due fonti di carburante: glucosio e grassi. La scelta tra questi due dipende dalla durata, dall'intensità dell'esercizio e dallo stato di allenamento dell'individuo.

Il glucosio proviene dai carboidrati, che possono essere immagazzinati nei muscoli e nel fegato sotto forma di glicogeno o provenire direttamente dai carboidrati alimentari. Durante esercizi di breve durata e ad alta intensità, il glucosio è la fonte primaria di energia perché può essere rapidamente metabolizzato per produrre ATP (adenosintrifosfato), l'energia necessaria per le contrazioni muscolari.

I grassi, sotto forma di acidi grassi liberi, sono usati principalmente durante esercizi di lunga durata e a bassa intensità. La loro ossidazione richiede più ossigeno e produce più ATP per molecola rispetto al glucosio, ma a un ritmo più lento, rendendoli meno efficienti durante attività ad alta intensità.

Uso di Carboidrati Durante Eventi di Endurance per Mantenere le Prestazioni

In eventi di endurance, come maratone o triathlon, il mantenimento di un adeguato livello di glucosio nel sangue è cruciale per sostenere le prestazioni. Man mano che le riserve di glicogeno si esauriscono, il corpo inizia a rallentare, un fenomeno noto come "muro". Per prevenire ciò, gli atleti possono adottare strategie come il carico di carboidrati (aumentando l'assunzione di carboidrati nei giorni precedenti all'evento) e il consumo di carboidrati durante l'evento stesso.

Durante la competizione, l'assunzione di carboidrati facilmente digeribili, come gel, bevande sportive e alimenti energetici, può aiutare a mantenere la glicemia e ritardare l'esaurimento del glicogeno muscolare e epatico. Si raccomanda di consumare 30-60 grammi di carboidrati all'ora durante eventi di endurance che durano più di 90 minuti.

L'Importanza delle Scorte di Glicogeno Muscolare e Come Massimizzarle

Le scorte di glicogeno muscolare sono un fattore limitante nelle performance di endurance. Per massimizzare queste scorte, gli atleti possono adottare la strategia del carico di carboidrati, che implica l'incremento dell'assunzione di carboidrati a circa 8-10 grammi per chilogrammo di peso corporeo al giorno per 1-3 giorni prima di un evento. Questo processo, combinato con una riduzione dell'intensità dell'allenamento, può aumentare il glicogeno muscolare fino al 20-40%.

Altre strategie includono la periodizzazione dei carboidrati, dove l'assunzione viene aumentata in concomitanza con i giorni di allenamento ad alta intensità o lunga durata, e la sincronizzazione dell'assunzione di carboidrati e proteine subito dopo l'allenamento per ottimizzare la ricostituzione del glicogeno.

Integratori Energetici: Quando e Quali Usare

Gli integratori energetici possono essere utili durante l'allenamento e le competizioni per fornire un'immediata fonte di energia facilmente digeribile e per aiutare a prevenire o ritardare la fatica. Gli integratori più comuni includono:

- **Gel energetici**: Contengono carboidrati concentrati e spesso includono caffeina per un ulteriore stimolo.
- **Bevande sportive**: Forniscono idratazione e carboidrati, oltre a elettroliti essenziali persi attraverso il sudore.
- **Barrette energetiche**: Offrono un mix di carboidrati, proteine e grassi, ideali per esercizi più lunghi a intensità moderata.

La scelta dell'integratore dipenderà dal tipo di attività, dalla durata dell'evento e dalle preferenze personali. È importante sperimentare con questi prodotti durante l'allenamento per evitare problemi gastrointestinali il giorno della gara.

Strategie per Ottimizzare l'Assunzione Energetica Durante la Competizione

Per ottimizzare l'assunzione energetica durante la competizione, gli atleti dovrebbero:

- **Pianificare l'assunzione di nutrienti**: Stabilire un piano di quando e quanto mangiare e bere durante l'evento, basato su prove fatte in allenamento.
- **Sincronizzare l'assunzione con l'intensità dell'attività**: Consumare più carboidrati durante le fasi ad alta intensità e meno durante le fasi a bassa intensità.
- **Usare prodotti testati in allenamento**: Utilizzare solo prodotti che sono stati testati in situazioni di allenamento per evitare sorprese durante la competizione.
- **Mantenere l'idratazione**: Integrare l'assunzione di carboidrati con una buona idratazione per facilitare la digestione e l'assorbimento e per prevenire la disidratazione.

Attraverso la comprensione e l'attuazione di queste strategie, gli atleti possono massimizzare le loro prestazioni sfruttando al meglio le fonti energetiche disponibili durante l'esercizio e le competizioni.

Idratazione: Acqua ed Elettroliti

Ruolo dell'Acqua e degli Elettroliti nella Funzione Fisica e Cognitiva

L'acqua è essenziale per la vita e svolge un ruolo cruciale nelle funzioni corporee degli atleti, incluse la regolazione della temperatura corporea, il trasporto di nutrienti e l'eliminazione dei rifiuti. Gli elettroliti, come sodio, potassio, calcio, e magnesio, sono minerali che si trovano nel sangue e altri liquidi corporei che portano una carica elettrica e sono vitali per molte funzioni biologiche, inclusa la trasmissione degli impulsi nervosi e la contrazione muscolare.

Durante l'esercizio, il corpo perde acqua e elettroliti attraverso il sudore. Questa perdita deve essere compensata per mantenere l'equilibrio idrico e elettrolitico, essenziale non solo per la funzione fisica ma anche per la cognizione. Una buona idratazione aiuta a mantenere la concentrazione e la coordinazione, che possono deteriorarsi rapidamente con la disidratazione.

Segni e Sintomi della Disidratazione

I segni di disidratazione possono variare da lievi a gravi e includono sete, urine scure e poco frequenti, affaticamento, vertigini, confusione, bocca secca, e in casi gravi, aumento del battito cardiaco e del respiro. La disidratazione può ridurre significativamente la performance sportiva, aumentare il rischio di colpi di calore e, nei casi più gravi, portare a condizioni pericolose per la vita.

Raccomandazioni per l'Idratazione Prima, Durante e Dopo l'Allenamento

- **Prima dell'allenamento**: È importante iniziare ogni sessione di allenamento ben idratati. Si consiglia di bere circa 500 ml (circa due bicchieri) d'acqua nelle due ore precedenti l'attività fisica per consentire al corpo il tempo di regolare i fluidi.
- **Durante l'allenamento**: La quantità di fluido necessaria dipende da molti fattori, inclusi l'intensità dell'esercizio, la durata, il clima e la tasso di sudorazione individuale. Una regola generale è bere da 150 a 300 ml ogni 15-20 minuti durante l'esercizio per compensare la perdita di liquidi.
- **Dopo l'allenamento**: È essenziale rimpiazzare i fluidi persi durante l'attività per accelerare il processo di recupero. Si raccomanda di bere abbondante acqua subito dopo l'esercizio e

continuare a reidratarsi nelle ore successive. Un buon indicatore di adeguata reidratazione è avere un colore dell'urina chiaro.

Elettroliti Essenziali e il Loro Impatto nella Prevenzione dei Crampi

I crampi muscolari sono comuni tra gli atleti e possono essere causati dalla disidratazione e da uno squilibrio elettrolitico, specialmente per quanto riguarda il sodio e il potassio. Mantenere un adeguato equilibrio di elettroliti attraverso la dieta e la supplementazione quando necessario può aiutare a prevenire i crampi. Alimenti ricchi di potassio come banane, arance, patate e yogurt sono ottimi per mantenere i livelli necessari. Per il sodio, se l'attività è prolungata per più di un'ora, può essere utile aggiungere una bevanda sportiva che contenga elettroliti.

Suggerimenti per l'Idratazione in Vari Ambienti e Condizioni Climatiche

L'ambiente e le condizioni climatiche possono influenzare notevolmente i bisogni idrici. In condizioni calde e umide, la perdita di fluidi attraverso il sudore aumenta, richiedendo un maggiore apporto di liquidi. In ambienti freddi, invece, la sete può diminuire, ma il bisogno di idratazione rimane critico, specialmente a causa dell'aria secca e del maggior lavoro respiratorio.

Alcuni suggerimenti per l'idratazione in diverse condizioni includono:

- **Climi caldi**: Aumentare l'assunzione di fluidi e frequentare pause regolari per bere durante l'allenamento o la competizione. Indossare abbigliamento leggero e traspirante può anche aiutare a gestire la temperatura corporea.
- **Climi freddi**: Non trascurare l'acqua. Anche se non si avverte molta sete, è fondamentale continuare a bere regolarmente.
- **Altitudine**: L'altitudine può accelerare la perdita di fluidi, quindi è importante aumentare l'assunzione di acqua e monitorare i segni di disidratazione.

In sintesi, una strategia di idratazione ben pianificata, che considera l'attività fisica, l'ambiente e le esigenze individuali, è essenziale per mantenere le prestazioni ottimali e prevenire problemi di salute correlati alla disidratazione e agli squilibri elettrolitici.

Integratori e Bevande Sportive

Panoramica degli Integratori e Bevande più Comuni nel Mercato Sportivo

Il mercato degli integratori e delle bevande sportive è vasto e diversificato, con prodotti progettati per migliorare le prestazioni, accelerare il recupero, e supportare l'energia e l'idratazione. Tra gli integratori più comuni ci sono le bevande proteiche, gli aminoacidi a catena ramificata (BCAA), la creatina, e le bevande a base di carboidrati. Le bevande sportive, d'altra parte, sono spesso formulate con una miscela di elettroliti e carboidrati per assistere sia nell'idratazione sia nell'apporto energetico.

Le bevande proteiche sono generalmente a base di proteine del siero di latte, caseina o fonti vegetali (come soia o piselli), e sono utilizzate per facilitare il recupero muscolare post-allenamento. I BCAA sono utilizzati per ridurre la fatica muscolare e migliorare il recupero, mentre la creatina è popolare per aumentare la forza e la massa muscolare. Le bevande a base di carboidrati sono spesso ricche di zuccheri semplici e sono pensate per essere consumate durante l'attività fisica per mantenere livelli ottimali di energia.

Differenze tra Bevande per l'Idratazione e Bevande Energetiche

Le bevande per l'idratazione e le bevande energetiche servono due scopi distinti, anche se a volte possono sovrapporsi nei loro ingredienti e benefici. Le bevande per l'idratazione sono principalmente progettate per reintegrare i fluidi e gli elettroliti persi attraverso il sudore. Queste bevande contengono tipicamente una quantità moderata di carboidrati e un bilancio di elettroliti, come sodio e potassio, per aiutare a mantenere l'equilibrio dei fluidi e prevenire la disidratazione.

D'altra parte, le bevande energetiche sono focalizzate sull'incremento dell'energia immediata e possono contenere livelli più elevati di carboidrati, caffeina, e altre sostanze stimolanti. Queste bevande sono utilizzate per migliorare la concentrazione e la prestazione fisica, soprattutto in sport che richiedono sprint o attività ad alta intensità.

Come Scegliere il Tipo Appropriato di Bevanda in Base all'Attività Sportiva

La scelta della bevanda giusta dipende dalla natura dell'attività sportiva, dalla durata dell'esercizio, e dalle esigenze individuali dell'atleta. Per attività di lunga durata come il ciclismo o la corsa di maratona, le bevande con una combinazione di elettroliti e carboidrati sono ideali per mantenere sia l'energia che l'idratazione. Per attività di breve durata e ad alta intensità, come il sollevamento pesi o gli sprint, le bevande energetiche con caffeina e carboidrati possono fornire un impulso rapido.

È anche importante considerare la tollerabilità individuale, in particolare per prodotti contenenti stimolanti come la caffeina, che possono influire su frequenza cardiaca e pressione arteriosa e non sono adatti a tutti gli atleti.

Possibili Rischi e Benefici degli Integratori Liquidi

Gli integratori liquidi offrono numerosi benefici, tra cui una rapida digestione e assorbimento, convenienza e, spesso, una migliore idratazione. Tuttavia, possono anche presentare rischi, come l'apporto eccessivo di calorie, zuccheri, e caffeina, che possono contribuire a problemi gastrointestinali, alterazioni del ritmo cardiaco, e nervosismo.

Inoltre, l'uso eccessivo di integratori liquidi può portare a un affidamento su di essi per l'energia e l'idratazione, trascurando fonti più naturali e bilanciate di nutrienti da cibi solidi, che possono offrire un profilo più completo di vitamine, minerali, e altri composti benefici.

Normative e Considerazioni Etiche Legate all'Uso di Integratori

L'uso di integratori nel mondo dello sport è soggetto a regolamenti specifici, che variano a seconda del paese e dell'organizzazione sportiva. È essenziale che gli atleti si assicurino che tutti gli integratori usati siano conformi alle normative antidoping e che non contengano sostanze proibite.

Dal punto di vista etico, è importante che gli atleti usino gli integratori responsabilmente e in modo informato, comprendendo sia i potenziali benefici sia i rischi. Si raccomanda la consultazione con un nutrizionista sportivo o un medico per valutare l'idoneità di un integratore specifico, basandosi sulle esigenze personali e sugli obiettivi di performance.

In conclusione, mentre gli integratori e le bevande sportive possono giocare un ruolo nel migliorare le prestazioni sportive, è fondamentale utilizzarli in modo strategico e consapevole, con un'adeguata attenzione alle esigenze individuali, agli obiettivi sportivi, e al rispetto delle normative vigenti.

L'importanza dei Tempi di Assunzione

Concetti di Pre-loading e Carb-loading Prima degli Eventi Sportivi

Il "pre-loading" si riferisce alla strategia di aumentare l'assunzione di acqua ed elettroliti per migliorare l'idratazione prima dell'esercizio, particolarmente in condizioni di caldo estremo o durante eventi di endurance. Questo aiuta a prevenire il calo delle performance e i rischi per la salute associati alla disidratazione.

Il "carb-loading", o carico di carboidrati, è una tecnica usata per massimizzare le riserve di glicogeno nei muscoli e nel fegato. Questa strategia è particolarmente popolare tra gli atleti di endurance, come maratoneti e triatleti, che necessitano di grandi quantità di energia per periodi prolungati. Il processo tipicamente inizia una settimana prima dell'evento, con una fase di deplezione seguita da una fase di carico durante i tre o quattro giorni precedenti l'evento, aumentando l'assunzione di carboidrati al 70-80% delle calorie totali.

Assunzione di Nutrienti Immediatamente Dopo l'Esercizio per Ottimizzare il Recupero

La finestra anabolica, il periodo immediatamente dopo l'esercizio, è cruciale per il recupero e la rigenerazione muscolare. L'assunzione di carboidrati e proteine entro 30-45 minuti dopo l'allenamento può accelerare la ricostituzione delle riserve di glicogeno e promuovere la sintesi proteica. Una proporzione comune è di 3:1 o 4:1 di carboidrati a proteine, che fornisce sia l'energia necessaria per ricostruire il glicogeno sia gli aminoacidi essenziali per la riparazione muscolare.

Ritmi Circadiani e Alimentazione: Quando Mangiare per Migliorare la Performance

I ritmi circadiani, o il ciclo naturale di 24 ore del corpo, influenzano numerosi aspetti della salute, inclusi il metabolismo, il sonno e la performance fisica. L'alimentazione sincronizzata con questi ritmi può migliorare l'assimilazione dei nutrienti, ottimizzare le performance e supportare il recupero. Ad esempio, consumare una colazione ricca di proteine può stimolare il metabolismo e migliorare la concentrazione per le attività mattutine, mentre un pasto serale più leggero può favorire il sonno e il recupero durante la notte.

Esempi di Schemi di Assunzione per Sport di Endurance vs. Sport di Forza

Negli sport di endurance, l'enfasi è posta sul mantenimento delle riserve energetiche e sulla prevenzione della fatica. Un piano tipico potrebbe includere:

- **Prima dell'evento**: Carb-loading per 1-3 giorni prima di una gara, con un pasto ricco di carboidrati la sera prima e un leggero snack 1-2 ore prima dell'evento.
- **Durante l'evento**: Consumo regolare di carboidrati liquidi o solidi ogni 45-60 minuti per mantenere i livelli di glucosio.
- **Dopo l'evento**: Un pasto o snack ricco di carboidrati e proteine subito dopo per accelerare il recupero.

Per gli sport di forza, l'obiettivo è massimizzare la crescita e il recupero muscolare:

- **Prima dell'allenamento**: Un pasto equilibrato di carboidrati e proteine circa 2-3 ore prima per fornire energia e protezione muscolare.
- **Durante l'allenamento**: Idratazione adeguata, con opzionale consumo di BCAA o carboidrati se l'allenamento è particolarmente lungo o intenso.
- **Dopo l'allenamento**: Un integratore di proteine o un pasto ricco di proteine e carboidrati entro 30-45 minuti per supportare la riparazione e la crescita muscolare.

Impatto del Timing dei Nutrienti sulla Performance a Lungo Termine

Il timing dell'assunzione di nutrienti può avere un impatto significativo sulla performance a lungo termine. Gli atleti che programmano efficacemente il loro consumo di nutrienti possono migliorare non solo la loro performance in allenamenti e gare, ma anche la loro salute generale, efficienza nel recupero e adattamento all'allenamento. Questo approccio consente di ottimizzare la composizione corporea, aumentare la massa muscolare magra, ridurre il rischio di infortuni e malattie, e migliorare l'efficacia dell'allenamento.

In conclusione, il timing dei nutrienti è una componente fondamentale del regime di un atleta che non deve essere sottovalutata. Integrare questa pratica nel piano di allenamento e competizione può portare a miglioramenti notevoli non solo nelle singole performance, ma anche nella capacità dell'atleta di competere efficacemente a un livello alto nel lungo termine.

Capitolo 3: Dieta e Recupero

Nutrienti per il Recupero Muscolare

Macronutrienti Chiave e Loro Ruoli nel Recupero Muscolare

Il recupero muscolare è essenziale per qualsiasi atleta che desideri migliorare la performance, prevenire lesioni e garantire una durata sostenibile nello sport. I macronutrienti—carboidrati, proteine e grassi—giocano ruoli distinti e vitali in questo processo.

- **Proteine**: Sono cruciali per la riparazione e la costruzione del tessuto muscolare danneggiato durante l'esercizio. Forniscono gli aminoacidi necessari per la sintesi proteica, un processo vitale per il recupero muscolare.
- **Carboidrati**: Riempiono le riserve di glicogeno che vengono esaurite durante l'attività fisica. Un adeguato reintegro di glicogeno è fondamentale per il recupero, soprattutto per gli atleti che praticano sport di endurance o che svolgono multiple sessioni di allenamento al giorno.
- **Grassi**: Anche se meno immediatamente coinvolti nel processo di recupero post-allenamento, i grassi contribuiscono alla salute generale delle membrane cellulari e alla produzione di ormoni, che supportano la riparazione e la crescita muscolare.

Importanza delle Proteine e dei Diversi Tipi di Aminoacidi

Le proteine sono composte da aminoacidi, alcuni dei quali sono classificati come essenziali perché non possono essere sintetizzati dall'organismo e devono quindi essere assunti attraverso la dieta. Gli aminoacidi a catena ramificata (BCAA), in particolare leucina, isoleucina e valina, sono noti per il loro ruolo nella stimolazione della sintesi proteica e nella riduzione del dolore muscolare post-esercizio.

- **Leucina**: È particolarmente efficace nel promuovere la sintesi proteica. Una dose adeguata di leucina può accelerare il processo di recupero migliorando la rigenerazione dei tessuti muscolari.
- **Isoleucina e Valina**: Supportano la leucina nel processo di recupero e aiutano a regolare il metabolismo del glucosio nel corpo.

Ruolo dei Carboidrati nel Ripristino delle Scorte di Glicogeno

I carboidrati sono il carburante preferito per gli esercizi ad alta intensità e la loro assunzione post-allenamento è vitale per ripristinare le scorte di glicogeno muscolare e epatico. Il timing dell'assunzione di carboidrati è critico: consumare carboidrati immediatamente dopo l'allenamento può ottimizzare la ricostituzione del glicogeno. La finestra ideale per il massimo assorbimento è entro 30-45 minuti dopo l'attività fisica.

Una combinazione di carboidrati ad alto indice glicemico e proteine in un rapporto di 3:1 o 4:1 (carboidrati:proteine) è spesso raccomandata per accelerare il recupero e aumentare la sintesi proteica, garantendo così un efficace recupero muscolare.

L'Effetto degli Alimenti Anti-infiammatori nel Recupero

Gli alimenti anti-infiammatori possono giocare un ruolo critico nel ridurre l'infiammazione e il dolore associati a intensi regimi di allenamento. Alimenti ricchi di omega-3, come i pesci grassi (salmone, sgombro), semi di lino e noci, possono ridurre l'infiammazione. Altri alimenti, come bacche, ciliegie, curcuma e tè verde, sono ricchi di antiossidanti e possono aiutare a neutralizzare i radicali liberi prodotti durante l'esercizio intenso, riducendo ulteriormente l'infiammazione e il danno muscolare.

Integratori Raccomandati per il Recupero Muscolare e Tempi di Assunzione

Per ottimizzare il recupero, possono essere utili anche supplementi specifici:

- **Proteine del siero di latte**: Facili da digerire e ricche di BCAA, sono ideali per il consumo post-allenamento per accelerare la riparazione muscolare.
- **Creatina**: Può aiutare a ripristinare rapidamente i livelli di ATP nei muscoli, migliorando la capacità di recupero e la performance nelle sessioni successive.
- **Glutammina**: Un aminoacido che può aiutare a ridurre il tempo di recupero e diminuire il dolore muscolare.

La somministrazione di questi integratori dovrebbe idealmente avvenire entro 30-45 minuti post-allenamento, un momento in cui il corpo è più ricettivo ai nutrienti assunti, migliorando l'efficacia del recupero.

In sintesi, una strategia di recupero efficace che incorpora la giusta combinazione e il timing di macronutrienti, alimenti anti-infiammatori e integratori, può significativamente migliorare la riparazione muscolare, ridurre il dolore e l'infiammazione, e preparare gli atleti per le prestazioni future.

L'Importanza delle Proteine e Aminoacidi

Differenze tra i Vari Tipi di Proteine e Loro Tassi di Assorbimento

Le proteine sono un componente fondamentale della dieta, essenziali per la crescita e il ripristino dei tessuti, tra cui i muscoli. Esistono diversi tipi di proteine, ognuna con un tasso di assorbimento unico, che influisce sull'efficacia con cui il corpo può utilizzarle per il recupero muscolare e altre funzioni.

- **Proteine del siero di latte**: Queste sono rapidamente digerite e assorbite, rendendole ideali per il consumo post-allenamento. Forniscono un rapido aumento degli aminoacidi nel sangue, stimolando la sintesi proteica muscolare.
- **Caseina**: Al contrario del siero di latte, la caseina è digerita lentamente, fornendo un rilascio graduale di aminoacidi nel flusso sanguigno. Questo la rende particolarmente utile come supplemento prima di dormire per aiutare a prevenire il catabolismo muscolare durante la notte.
- **Proteine della soia**: Una delle principali fonti proteiche non derivanti da animali, la soia offre un profilo di aminoacidi completo e ha un tasso di assorbimento moderato, rendendola una buona opzione per i vegetariani e vegani.

Profili degli Aminoacidi Essenziali e Condizionatamente Essenziali

Gli aminoacidi essenziali (EAA) sono quelli che il corpo non può sintetizzare e devono quindi essere ottenuti attraverso la dieta. Sono cruciali per numerose funzioni metaboliche, inclusa la sintesi proteica muscolare. I nove EAA includono leucina, isoleucina, valina (i tre BCAA), lisina, treonina, fenilalanina, metionina, triptofano e istidina.

Gli aminoacidi condizionatamente essenziali, come arginina e glutammina, diventano essenziali in certe condizioni, come durante malattie o stress fisico intenso, quando il corpo non riesce a produrne a sufficienza.

Strategie per Combinare Fonti Proteiche per Massimizzare l'Utilizzo

Per ottenere il massimo dai nutrienti e migliorare l'assunzione di tutti gli aminoacidi essenziali, è vantaggioso combinare diverse fonti proteiche. Questo è particolarmente importante per i vegetariani e i vegani, che potrebbero non assumere singole fonti di proteine complete. Esempi di combinazioni efficaci includono:

- Cereali e legumi (es. riso e fagioli).
- Semi e noci con cereali integrali (es. burro di mandorle su pane integrale).

- Legumi con semi e noci (es. insalata di lenticchie con semi di girasole).

Queste combinazioni forniscono un ampio spettro di aminoacidi essenziali e possono aiutare a migliorare il profilo generale della dieta.

Integrazione di Aminoacidi Specifici come la Leucina nel Post-Allenamento

La leucina è particolarmente efficace nello stimolare la sintesi proteica muscolare e è quindi un componente critico dei supplementi di aminoacidi post-allenamento. L'integrazione con leucina può essere particolarmente utile in situazioni di dieta ipocalorica o di recupero da lesioni, dove il mantenimento della massa muscolare è cruciale. La dose raccomandata di leucina per ottimizzare la sintesi proteica è di circa 2-3 grammi per dose di assunzione.

Considerazioni Dietetiche per Vegetariani e Vegani

I vegetariani e i vegani devono prestare particolare attenzione al loro apporto proteico per garantire che ricevano tutti gli aminoacidi essenziali attraverso combinazioni intelligenti di alimenti. Inoltre, possono considerare integratori specifici per colmare eventuali lacune nutrizionali. Esempi includono:

- **Proteine in polvere a base vegetale**: Come quelle derivanti da piselli, canapa o riso, che possono aiutare a integrare l'apporto proteico giornaliero.
- **BCAA vegetali**: Per supportare la sintesi proteica e il recupero muscolare, specialmente per coloro che si allenano intensamente.

Inoltre, è importante per i vegetariani e i vegani monitorare i livelli di altri nutrienti importanti per la salute muscolare e generale, come la vitamina B12, il ferro, lo zinco e il calcio, che possono essere più difficili da ottenere in quantità adeguate attraverso una dieta priva di prodotti animali.

In conclusione, un'intelligente gestione delle proteine e degli aminoacidi attraverso la dieta e, se necessario, la supplementazione, è vitale per il recupero muscolare e la performance atletica. Questo è particolarmente vero in diete restrittive, dove la pianificazione attenta può fare una significativa differenza nella salute e nelle prestazioni complessive.

Strategie Alimentari Post-Allenamento

Finestra Anabolica: Miti e Realtà

La "finestra anabolica" si riferisce a un periodo di tempo immediatamente dopo l'allenamento durante il quale il corpo sarebbe particolarmente ricettivo ai nutrienti consumati, facilitando una migliore sintesi proteica e ricostituzione delle scorte energetiche. Tradizionalmente, si credeva che questa finestra si chiudesse entro circa 30-60 minuti post-allenamento. Tuttavia, ricerche recenti suggeriscono che, sebbene il consumo immediato di nutrienti possa essere vantaggioso, la finestra può rimanere aperta per diverse ore, a seconda della composizione del pasto pre-allenamento e dello stato generale di nutrizione dell'individuo.

La realtà è che l'importanza di nutrirsi immediatamente dopo l'allenamento può variare in base alla frequenza degli allenamenti, all'intensità, e agli obiettivi specifici. Per chi si allena più volte al giorno, ad esempio, il rapido reintegro di nutrienti è più critico rispetto a chi si allena una volta al giorno o meno frequentemente.

Combinazioni Ottimali di Macronutrienti per il Post-Allenamento

Per massimizzare il recupero, la combinazione di macronutrienti consumati dopo l'esercizio è fondamentale. Una strategia comune include:

- **Carboidrati**: Per ripristinare le scorte di glicogeno, soprattutto dopo esercizi di lunga durata o ad alta intensità. La quantità raccomandata può variare da 1.0 a 1.2 grammi per kg di peso corporeo, a seconda dell'intensità e della durata dell'attività.
- **Proteine**: Per supportare la riparazione e la crescita muscolare. Una dose di circa 20-30 grammi di proteine di alta qualità, che fornisce circa 10 grammi di aminoacidi essenziali, è consigliata per stimolare efficacemente la sintesi proteica muscolare.
- **Grassi**: Anche se non sono primari come carboidrati e proteine nel recupero immediato, un moderato apporto di grassi non impedisce il recupero e può essere parte di un pasto equilibrato post-allenamento.

L'Importanza dell'Idratazione Post-Esercizio

La reidratazione è un aspetto cruciale del recupero post-allenamento. La perdita di fluidi attraverso il sudore deve essere compensata per facilitare i processi metabolici e mantenere l'equilibrio elettrolitico. È consigliabile iniziare reidratandosi immediatamente dopo l'allenamento e continuare bevendo regolarmente per diverse ore. Un buon indicatore di idratazione adeguata è il ritorno del colore dell'urina a un giallo chiaro.

Suggerimenti per Pasti e Snack Post-Allenamento Efficaci

La scelta di pasti e snack post-allenamento dipende dalla tollerabilità individuale e dagli obiettivi di recupero, ma qui ci sono alcune opzioni efficaci:

- **Smoothie proteico**: Combinare frutta fresca o congelata, una manciata di spinaci, proteine in polvere e un liquido come acqua, latte o una bevanda vegetale.
- **Sandwich di pollo**: Pollo magro su pane integrale con verdure e una fonte di grassi sani come l'avocado.
- **Yogurt greco e frutta**: Offre un ottimo equilibrio di carboidrati e proteine, oltre a essere facilmente digeribile.

Come Personalizzare la Nutrizione Post-Allenamento in Base al Tipo di Sport e Durata dell'Attività

La personalizzazione della nutrizione post-allenamento è essenziale per massimizzare i benefici del recupero. Ad esempio:

- **Sport di endurance**: Maggiore enfasi sui carboidrati per ripristinare il glicogeno, con una proporzione adeguata di proteine per il recupero muscolare.
- **Sport di forza**: Focus maggiore sulle proteine per promuovere la crescita e la riparazione muscolare, ma anche un adeguato apporto di carboidrati per il recupero energetico.

La durata e l'intensità dell'attività sportiva influenzano anche i bisogni nutrizionali post-allenamento. Atleti che si impegnano in sessioni prolungate o particolarmente faticose potrebbero necessitare di un maggior apporto calorico e di nutrienti rispetto a quelli coinvolti in attività più leggere o di durata minore.

In sintesi, un approccio ben pianificato alla nutrizione post-allenamento, che considera il tipo di sport, l'intensità dell'esercizio, e le esigenze individuali, può significativamente migliorare il recupero, ottimizzare la performance futura, e ridurre il rischio di infortuni.

Riposo e Nutrizione

Il Ruolo del Sonno nel Recupero e Come la Nutrizione Può Influenzarlo

Il sonno è una componente critica del recupero atletico, essenziale per la riparazione muscolare, il bilanciamento ormonale e la consolidazione della memoria, tutti fattori che influenzano la performance. La privazione del sonno può portare a una riduzione della tolleranza al glucosio, alterazione dei livelli di cortisolo e diminuzione dell'efficienza della sintesi proteica, impattando negativamente sul recupero.

La nutrizione gioca un ruolo chiave nel modulare la qualità e la durata del sonno. Certi nutrienti possono stimolare la produzione di neurotrasmettitori che favoriscono il sonno, come la serotonina e la melatonina, mentre un'alimentazione sbagliata o il consumo di stimolanti vicino all'orario di dormire possono disturbare il sonno.

Alimenti che Promuovono un Sonno di Qualità

Alcuni alimenti sono particolarmente efficaci nel promuovere un buon sonno:

- **Ciliegie**: Una delle poche fonti alimentari naturali di melatonina, l'ormone che regola il ciclo sonno-veglia.
- **Prodotti lattiero-caseari**: Contengono triptofano, un precursore della serotonina, che è a sua volta convertita in melatonina. Un bicchiere di latte caldo o una porzione di yogurt possono essere scelte efficaci prima di dormire.
- **Noci e semi**: Ricchi di magnesio, un minerale che promuove il rilassamento muscolare e può aiutare a migliorare la qualità del sonno.
- **Pesce grasso**: Fornisce vitamina D e acidi grassi omega-3, che sono stati associati a una migliore qualità del sonno.

Timing dei Pasti e Impatto sul Ciclo del Sonno

Il timing dei pasti può influenzare significativamente il sonno. Mangiare troppo tardi o consumare pasti pesanti vicino all'orario di dormire può interferire con i ritmi circadiani e portare a disturbi del sonno. D'altra parte, una leggera cena consumata 2-3 ore prima di coricarsi può favorire il sonno. È importante evitare cibi eccessivamente grassi o piccanti che potrebbero causare disagio o indigestione.

Nutrienti che Possono Aiutare nella Riduzione dello Stress e Migliorare la Qualità del Riposo

Alcuni nutrienti hanno proprietà che possono aiutare a gestire lo stress e migliorare il sonno:

- **Magnesio**: Ha proprietà rilassanti e può ridurre i sintomi dello stress fisico e psicologico. È trovato in alimenti come spinaci, mandorle e banane.
- **Vitamine del gruppo B**: Importanti per il sistema nervoso, possono aiutare a ridurre lo stress. Alimenti come cereali integrali, carne, uova e verdure verdi sono ricchi di vitamine del gruppo B.
- **Tè verde**: Contiene L-teanina, che può promuovere il rilassamento senza causare sonnolenza.

Strategie per Integrare Riposo e Recupero nei Piani di Allenamento

Integrare il riposo e il recupero nei piani di allenamento è vitale per la salute a lungo termine e la performance atletica. Ecco alcune strategie:

- **Stabilire una routine di sonno regolare**: Andare a letto e svegliarsi alla stessa ora ogni giorno può aiutare a regolare il ciclo sonno-veglia.
- **Creare un ambiente favorevole al sonno**: Una camera da letto fresca, buia e silenziosa può migliorare significativamente la qualità del sonno.
- **Limitare l'esposizione alla luce blu**: Evitare schermi di computer, telefoni e televisori almeno un'ora prima di dormire può contribuire a migliorare il sonno.
- **Valutare il bisogno individuale di sonno**: Mentre 7-9 ore per notte è la norma consigliata, alcuni possono necessitare di più a seconda dell'intensità del loro allenamento e delle loro esigenze personali.

In conclusione, una buona qualità del sonno, supportata da una nutrizione adeguata, è essenziale per il recupero fisico e mentale. Gli atleti dovrebbero prestare particolare attenzione sia alla qualità del cibo consumato sia al timing dei loro pasti per massimizzare i benefici del riposo e ottimizzare la performance sportiva.

Capitolo 4: Piani Alimentari per Diverse Discipline Sportive

Endurance vs. Sport di Forza

Differenze Nutrizionali Fondamentali tra Sport di Endurance e Sport di Forza

Gli sport di endurance, come la corsa, il ciclismo e il nuoto, richiedono una significativa resistenza cardiovascolare e muscolare per sostenerne la durata. Di conseguenza, l'alimentazione per questi atleti si concentra sull'ottimizzazione delle scorte di glicogeno e sulla gestione efficace dell'idratazione.

Invece, gli sport di forza, come il sollevamento pesi e il bodybuilding, si concentrano sulla potenza e sulla massa muscolare. La nutrizione qui mira a ottimizzare la sintesi proteica e a mantenere un equilibrio energetico sufficiente per supportare la crescita e la riparazione muscolare.

Strategie Specifiche di Carboidrati per l'Endurance

La chiave per gli sport di endurance è la gestione efficace dei carboidrati:

1. **Carb-loading**: Prima di un evento di endurance, l'accumulo di carboidrati può aumentare le scorte di glicogeno nei muscoli e nel fegato. Questo generalmente inizia circa 3-4 giorni prima dell'evento, consumando circa 8-10 grammi di carboidrati per kg di peso corporeo al giorno.
2. **Durante l'Evento**: Mantenere livelli stabili di glucosio nel sangue è cruciale. Consumare 30-60 grammi di carboidrati all'ora durante l'evento può prevenire il calo del rendimento.
3. **Recupero**: Dopo l'esercizio, reintegrare rapidamente le scorte di glicogeno è essenziale, preferibilmente entro le prime due ore post-allenamento, quando l'assorbimento di carboidrati è più efficiente.

Importanza del Timing Proteico negli Sport di Forza

Per gli atleti di forza, il timing del consumo proteico è vitale:

1. **Post-Allenamento**: Consumare proteine di alta qualità entro 30-45 minuti dopo l'esercizio può ottimizzare la riparazione e la crescita muscolare, approfittando della finestra anabolica.
2. **Distribuzione giornaliera**: È raccomandato distribuire l'assunzione proteica uniformemente lungo la giornata, mirando a 1.6-2.2 grammi per kg di peso corporeo, distribuiti in pasti che offrono 20-30 grammi di proteine ad alto valore biologico.

Esempi di Piani Alimentari Giornalieri per Entrambe le Categorie

Sport di Endurance:

- **Colazione**: Avena con frutta fresca e un tocco di miele, più uno yogurt greco.
- **Pranzo**: Panino integrale con tacchino, avocado, e un'insalata mista.
- **Cena**: Salmone alla griglia, riso integrale e verdure cotte a vapore.
- **Snack**: Frutta e una manciata di frutta secca, barrette energetiche durante l'allenamento.

Sport di Forza:

- **Colazione**: Frullato di proteine del siero di latte con banana, burro di mandorle e fiocchi d'avena.
- **Pranzo**: Petto di pollo alla griglia, quinoa e broccoli.
- **Cena**: Bistecca magra, patate dolci al forno e spinaci.
- **Snack**: Ricotta con frutta, una manciata di noci.

Integrazione Specifica per Massimizzare la Performance e il Recupero in Ciascun Tipo di Sport

Sport di Endurance:

- **Bevande Elettrolitiche**: Per mantenere l'equilibrio idrico e prevenire crampi.
- **Gel di Carboidrati**: Per sostenere la performance durante allenamenti prolungati o competizioni.

Sport di Forza:

- **Creatina**: Per aumentare la potenza e la performance.
- **BCAA**: Per ridurre il danno muscolare e supportare la sintesi proteica durante e dopo l'allenamento intenso.

In sintesi, mentre gli atleti di endurance dovrebbero concentrarsi sulla gestione dell'energia e dell'idratazione per sostenere performance prolungate, gli atleti di forza necessitano di una maggiore attenzione sul supporto alla sintesi proteica e al recupero muscolare. Personalizzare l'assunzione di nutrienti per adattarsi alle specifiche esigenze dello sport è cruciale per ottenere i massimi benefici dal training e migliorare la performance complessiva.

Nutrizione per gli Sport di Squadra

Considerazioni Uniche per gli Atleti degli Sport di Squadra (Calcio, Basket, etc.)

Gli atleti di sport di squadra affrontano sfide uniche dovute alla natura imprevedibile e dinamica dei loro sport, che richiedono una combinazione di velocità, resistenza, e potenza. Le sessioni di gioco frequenti, spesso con poco recupero tra le partite, esigono un piano nutrizionale ben coordinato per ottimizzare la performance e la rigenerazione.

Equilibrio tra Energia Immediata e Sostentata durante Partite e Allenamenti

Energia Immediata: Durante una partita, l'accesso rapido all'energia è vitale. I carboidrati sono la principale fonte di energia rapidamente disponibile. Consumare snack ricchi di carboidrati facilmente digeribili, come frutta fresca o gel energetici, può fornire un impulso energico rapido.

Energia Sostentata: Per supportare periodi più lunghi di attività, è essenziale mantenere un rilascio costante di energia. Ciò può essere ottenuto attraverso un'alimentazione ben bilanciata ricca di carboidrati complessi, proteine di qualità, e grassi salutari. Pasti ben strutturati prima e dopo i giochi sono cruciali per assicurare questo tipo di supporto energetico.

Strategie di Idratazione Specifiche per Sport di Squadra

L'idratazione è un fattore critico, particolarmente in sport come il calcio o il basket, dove l'intensità e la durata possono portare a una significativa perdita di fluidi. Strategie efficaci includono:

- **Prima della Partita**: Assicurare che gli atleti inizino la partita in uno stato di idratazione ottimale. Bere circa 500 ml di acqua o bevande sportive 2-3 ore prima dell'evento aiuta a stabilire un buon livello di idratazione.
- **Durante la Partita**: È essenziale integrare regolarmente liquidi, mirando a consumare 150-250 ml ogni 15-20 minuti. L'uso di bevande sportive che contengono elettroliti e carboidrati può aiutare a mantenere l'equilibrio elettrolitico e l'energia.
- **Post-Partita**: Reintegrare i fluidi persi durante la partita è vitale. Monitorare il peso prima e dopo la partita può aiutare a quantificare la perdita di fluidi e determinare quanto bere per recuperare.

Importanza della Nutrizione Collettiva e Gestione delle Diete in un Ambiente di Squadra

In un ambiente di squadra, la gestione della nutrizione deve considerare le esigenze individuali degli atleti pur promuovendo obiettivi nutrizionali collettivi. Un nutrizionista sportivo può sviluppare piani che supportano sia le esigenze del singolo atleta sia quelle del team, garantendo che tutti ricevano il supporto nutrizionale necessario per performare al meglio.

La nutrizione collettiva può anche servire come strumento di costruzione del team, promuovendo pasti condivisi che non solo ottimizzano l'assunzione di nutrienti ma anche rafforzano la coesione del gruppo.

Caso Studio: Piani Alimentari per una Squadra Professionistica Durante la Stagione

Prendiamo il caso di una squadra di calcio professionistica durante la stagione competitiva:

- **Pre-Partita**: Un pasto 3-4 ore prima della partita, ricco in carboidrati complessi (pasta integrale, riso), proteine magre (petto di pollo, pesce), e basso contenuto di grassi e fibre per facilitare la digestione e prevenire discomfort gastrointestinale.
- **Durante la Partita**: Bevande sportive per mantenere l'idratazione e l'energia, con snack come banane o barrette energetiche facilmente accessibili durante le pause.
- **Post-Partita**: Un pasto ricco di proteine di alta qualità e carboidrati per iniziare il processo di riparazione muscolare e ripristino del glicogeno. Un esempio potrebbe essere un frullato di proteine seguito da un pasto equilibrato composto da salmone, patate dolci e verdure a foglia verde.
- **Recupero**: Tra le partite, l'attenzione si sposta verso alimenti che supportano la riduzione dell'infiammazione e il recupero muscolare, come quelli ricchi di omega-3, antiossidanti e alimenti integrali.

Implementando queste strategie, una squadra può ottimizzare la performance di ogni singolo atleta e migliorare i risultati complessivi, mantenendo i giocatori in salute e riducendo il rischio di infortuni.

Considerazioni Speciali per gli Sportivi Giovani e Anziani

Bisogni Nutrizionali Specifici per Giovani Atleti in Crescita

I giovani atleti hanno requisiti nutrizionali particolari non solo per supportare le loro prestazioni sportive, ma anche per accomodare la crescita e lo sviluppo fisico in corso. Una dieta equilibrata e sufficientemente calorica è essenziale per sostenere l'energia, la crescita e il recupero:

- **Calorie**: Devono essere adeguatamente bilanciate per supportare sia le attività quotidiane sia quelle sportive. Il fabbisogno calorico può variare notevolmente a seconda dell'età, del sesso, della crescita e del livello di attività.
- **Proteine**: Sono cruciali per la crescita muscolare e la riparazione. Le fonti di proteine dovrebbero essere varie e includere carne, pesce, latticini, e fonti vegetali come legumi e noci.
- **Carboidrati**: Fondamentali per fornire energia, soprattutto per gli atleti coinvolti in sport ad alta intensità e di endurance. Grani integrali, frutta, e verdura dovrebbero essere le principali fonti di carboidrati.
- **Calcio e Vitamina D**: Essenziali per lo sviluppo osseo, questi nutrienti sono particolarmente critici durante gli anni della crescita.

Considerazioni per Atleti Anziani: Mantenimento della Massa Muscolare e Gestione Energetica

Con l'avanzare dell'età, il mantenimento della massa muscolare e la gestione dell'energia diventano prioritari. La sarcopenia, o la perdita di massa muscolare legata all'età, può essere mitigata con un'adeguata nutrizione:

- **Proteine**: Un'intake incrementato può aiutare a preservare la massa muscolare. La distribuzione equilibrata delle proteine nei pasti lungo la giornata è raccomandata per massimizzare la sintesi proteica.
- **Vitamina D e Calcio**: La loro importanza continua anche in età avanzata per il mantenimento della salute delle ossa.
- **Calorie**: Le necessità caloriche potrebbero diminuire con l'età, ma è cruciale che la qualità dell'energia consumata rimanga alta, per garantire che tutti i micro e macronutrienti siano sufficienti.

Differenze nella Risposta agli Integratori tra Giovani e Anziani

La risposta agli integratori può variare significativamente tra giovani e anziani a causa delle differenze nella capacità di assorbimento, nel metabolismo e nelle esigenze corporee:

- **Giovani**: Generalmente, hanno un migliore tasso di assorbimento e possono non necessitare di integratori se la dieta è equilibrata e completa.
- **Anziani**: Potrebbero beneficiare di integratori di vitamina D, calcio e a volte proteine, particolarmente in caso di ridotto apporto dietetico o aumentate necessità fisiologiche.

Strategie di Prevenzione delle Lesioni tramite Nutrizione Adeguata

Una nutrizione adeguata può aiutare nella prevenzione delle lesioni:

- **Anti-infiammatori Naturali**: Alimenti ricchi di omega-3 e antiossidanti possono ridurre l'infiammazione e supportare la ripresa più rapida da lesioni.
- **Adeguata Idratazione**: Mantenere una buona idratazione è essenziale per la salute delle articolazioni e per la prevenzione delle lesioni muscolari.

Piani Alimentari Adattati all'Età e al Tipo di Attività

La creazione di piani alimentari che rispettano le necessità legate all'età e al tipo di sport è fondamentale per il benessere generale degli atleti. Ad esempio:

- **Giovani Atleti**: Piano alimentare ricco di energie con snack e pasti frequenti per supportare un alto livello di attività e la crescita.
- **Atleti Anziani**: Focus su pasti più frequenti ma meno calorici, ricchi di nutrienti densi e con particolare attenzione a proteine, vitamina D, e calcio.

In conclusione, un approccio nutrizionale differenziato e considerato per gli sportivi giovani e anziani può non solo migliorare le prestazioni sportive, ma anche promuovere una migliore salute e benessere generale, riducendo il rischio di lesioni e supportando una vita attiva più lunga e produttiva.

Diete Vegane e Vegetariane nello Sport

Nutrizione Ottimale Senza Carne: Proteine, Ferro, Vitamina B12 e Altri Nutrienti Chiave

Le diete vegane e vegetariane, quando ben pianificate, possono supportare livelli elevati di prestazione sportiva. Ecco alcuni nutrienti chiave e come ottenerli senza carne:

- **Proteine**: Fondamentali per la riparazione e la crescita muscolare. Fonti vegetali ricche di proteine includono legumi, lenticchie, tofu, tempeh, seitan, quinoa e proteine in polvere vegetali come piselli o canapa.
- **Ferro**: Cruciale per il trasporto dell'ossigeno nel sangue. Il ferro presente nelle piante (ferro non-eme) è meno biodisponibile rispetto a quello degli alimenti di origine animale, ma l'assorbimento può essere aumentato consumando fonti di vitamina C in contemporanea. Buone fonti vegetali sono spinaci, lenticchie, fagioli, tofu e semi di zucca.

- **Vitamina B12**: Essenziale per la produzione di energia e la salute del sistema nervoso. Non essendo disponibile naturalmente in fonti vegetali, i vegani devono ricorrere a prodotti fortificati o integratori.
- **Omega-3**: Importanti per la salute cardiovascolare e l'infiammazione. Le fonti vegetali di omega-3 ALA (acido alfa-linolenico) includono semi di lino, semi di chia e noci. L'ALA deve essere convertito in EPA e DHA, con una conversione che può essere inefficiente, quindi potrebbero essere considerati integratori a base di alghe.

Vantaggi e Sfide delle Diete Basate su Piante nello Sport

Vantaggi:

- Le diete vegetali tendono ad essere alte in carboidrati complessi, essenziali per il ripristino del glicogeno, cruciali per gli sportivi.
- Ricche di antiossidanti e fitonutrienti, possono ridurre l'infiammazione e migliorare il recupero.
- Possono portare a una migliore salute generale e ad una riduzione del rischio di malattie croniche, migliorando la longevità sportiva e la qualità della vita.

Sfide:

- Assicurare un intake adeguato di proteine e nutrienti essenziali come ferro, vitamina B12, calcio, e omega-3.
- Potenziale rischio di apporto calorico insufficiente, specialmente in sport che richiedono un alto dispendio energetico.

Esempi di Atleti di Successo che Seguono Diete Vegane o Vegetariane

Numerosi atleti professionisti hanno raggiunto successi seguendo una dieta vegana o vegetariana, tra cui:

- Lewis Hamilton (Formula 1)
- Venus Williams (Tennis)

Scott Jurek (Ultramaratoneta)

- Questi atleti dimostrano che è possibile mantenere prestazioni elevate con un'alimentazione completamente vegetale.

Piani Alimentari Giornalieri e Raccomandazioni di Integrazione

Un piano alimentare giornaliero per un atleta vegano/vegetariano potrebbe includere:

- **Colazione**: Frullato proteico a base di latte di mandorla, proteine in polvere vegane, banana, semi di chia, e burro di mandorle.
- **Pranzo**: Insalata di quinoa con piselli, peperoni, pomodori, avocado, semi di girasole, condita con olio d'oliva e limone.
- **Cena**: Tofu alla griglia, patate dolci al forno e broccoli al vapore.
- **Snack**: Yogurt di cocco con frutti di bosco e una manciata di noci.

Le raccomandazioni di integrazione dovrebbero includere vitamina B12, vitamina D durante i mesi invernali, e un integratore di omega-3 a base di alghe.

Strategie per Superare le Carenze Comuni e Massimizzare la Performance

Per superare le sfide nutrizionali e massimizzare la performance:

- Monitorare regolarmente i livelli di nutrienti essenziali tramite esami del sangue.
- Incrementare la biodisponibilità del ferro consumando fonti di vitamina C con pasti ricchi di ferro.
- Utilizzare integratori quando necessario, specialmente per la vitamina B12, D e omega-3.
- Consultare un dietista sportivo che possa fornire linee guida su misura per la dieta e la supplementazione.

Con una pianificazione attenta e considerata, gli atleti possono non solo soddisfare le loro esigenze nutrizionali con una dieta vegana o vegetariana, ma possono anche prosperare e raggiungere eccellenti risultati nel loro campo sportivo.

Capitolo 5: Integrazione

Quando e Perché Integrare?

Scenari Specifici in cui la Supplementazione può Essere Vantaggiosa per gli Atleti

La supplementazione può giocare un ruolo importante nella dieta di un atleta, ma è essenziale determinare quando e perché integrare. Alcuni scenari in cui la supplementazione può essere particolarmente vantaggiosa includono:

1. **Deficit Nutrizionali**: Quando un atleta presenta carenze di specifici nutrienti che non possono essere adeguatamente reintegrati attraverso la dieta. Questo può essere comune per nutrienti come la vitamina D, il ferro, e la vitamina B12, specialmente in atleti con restrizioni dietetiche (es. vegani).
2. **Alta Intensità e Volume di Allenamento**: Durante periodi di allenamento particolarmente intensi, gli atleti possono avere esigenze nutrizionali che superano quello che è possibile assumere attraverso una dieta normale. Ad esempio, gli integratori proteici possono aiutare a soddisfare il fabbisogno proteico elevato senza dover consumare grandi quantità di cibo.
3. **Preparazione e Recupero da Competizioni**: Supplementi come i carboidrati (es. gel di glucosio) e le bevande sportive possono essere utili prima, durante, e dopo le gare per mantenere ottimali livelli energetici e idratazione.
4. **Condizioni di Salute Specifiche**: Atleti con condizioni mediche come l'osteoporosi possono beneficiare da supplementi di calcio e vitamina D per mantenere la salute delle ossa.

Benefici dell'Integrazione in Termini di Performance, Recupero, e Salute Generale

I benefici dell'integrazione possono essere significativi se implementati correttamente:

- **Miglioramento delle Performance**: Integratori come la creatina e il bicarbonato di sodio possono migliorare la performance in specifici sport, aumentando rispettivamente la potenza muscolare e tamponando l'acido lattico.
- **Supporto al Recupero**: Gli integratori di proteine e aminoacidi possono accelerare il recupero muscolare post-allenamento, riducendo il dolore muscolare e migliorando la riparazione dei tessuti.
- **Salute Generale**: Integratori come gli omega-3 possono migliorare la salute cardiovascolare e ridurre l'infiammazione, beneficiando non solo la performance sportiva ma anche la salute generale a lungo termine.

Criteri per Decidere se Integrare o Meno Basati su Dieta, Intensità dell'Allenamento, e Obiettivi Personali

Prima di decidere di integrare, considerare:

- **Analisi della Dieta Corrente**: Valutare se la dieta attuale fornisce tutti i nutrienti necessari. L'integrazione dovrebbe essere considerata solo se vi sono evidenti carenze nutrizionali.
- **Valutazione dell'Intensità e del Volume dell'Allenamento**: Gli atleti che si allenano con frequenza e intensità particolarmente elevate possono avere esigenze nutrizionali maggiori, che potrebbero rendere necessaria l'integrazione.
- **Obiettivi Specifici**: Definire chiaramente gli obiettivi sportivi può aiutare a determinare quali integratori potrebbero essere utili per raggiungerli.

Rischi Associati a un Uso Eccessivo o Non Controllato di Integratori

L'uso non controllato di integratori può comportare rischi, tra cui:

- **Interazioni Farmacologiche**: Alcuni integratori possono interagire con i farmaci prescritti, potenzialmente causando effetti collaterali dannosi.
- **Sovradosaggio di Nutrienti**: L'eccesso di certi nutrienti, come le vitamine liposolubili e i minerali, può essere tossico e causare danni a lungo termine.
- **Qualità degli Integratori**: La variazione nella qualità e nella purezza degli integratori può portare a rischi per la salute, inclusa la contaminazione da sostanze vietate.

Linee Guida Generali per un'Integrazione Responsabile e Sicura

Per un'integrazione sicura ed efficace, seguire queste linee guida:

1. **Consultare un Esperto**: Parlare con un nutrizionista o un medico prima di iniziare qualsiasi programma di integrazione.
2. **Ricerca Prodotti di Alta Qualità**: Scegliere integratori da fonti affidabili che siano state verificate da terze parti.
3. **Monitoraggio Regolare**: Monitorare l'effetto degli integratori sull'organismo e sulla performance, regolando l'uso in base ai risultati e al feedback del proprio corpo.
4. **Conoscenza delle Regole Antidoping**: Assicurarsi che tutti gli integratori utilizzati siano conformi alle normative antidoping, in particolare per gli atleti che competono a livelli elevati.

In sintesi, l'integrazione può essere un potente strumento per gli atleti quando utilizzata in modo appropriato, consapevole e controllato, aiutando a migliorare la performance, il recupero e la salute generale. Tuttavia, deve essere gestita con cautela per evitare rischi potenziali e garantire che i benefici desiderati vengano realizzati.

Guida agli Integratori più Sicuri ed Efficaci

Panoramica degli Integratori Comuni

Nel mondo dello sport, diversi integratori sono comunemente utilizzati per migliorare la performance, il recupero e la salute generale. Tra i più popolari troviamo:

- **Proteine**: Solitamente derivano dal siero del latte, caseina o fonti vegetali come piselli e riso. Sono essenziali per la riparazione e la crescita muscolare.
- **Creatina**: Aiuta a migliorare la forza e l'esplosività. È uno degli integratori più studiati e ha dimostrato di migliorare le prestazioni in attività ad alta intensità e breve durata.
- **BCAA** (Aminoacidi a Catena Ramificata): Include leucina, isoleucina e valina. Sono noti per ridurre la fatica e accelerare il recupero muscolare.
- **Omega-3**: Acidi grassi che hanno effetti benefici sull'infiammazione e sulla salute cardiovascolare.
- **Vitamine e Minerali**: Specifici nutrienti come ferro, calcio, vitamina D e B12, che sono cruciali per gli atleti, soprattutto quelli in regimi alimentari restrittivi.

Evidenze Scientifiche Attuali sull'Efficacia di Vari Integratori

L'efficacia di questi integratori è supportata da diversi studi scientifici:

- **Proteine**: Studi dimostrano che l'assunzione di proteine post-allenamento migliora la sintesi proteica muscolare e il recupero.
- **Creatina**: La ricerca ha consistentemente mostrato che la creatina migliora la performance in esercizi di breve durata e alta intensità.
- **BCAA**: Mentre alcuni studi supportano l'uso di BCAA per ridurre il danno muscolare e il dolore post-allenamento, altri suggeriscono che essi sono più efficaci quando assunti attraverso una dieta equilibrata.
- **Omega-3**: Sono largamente studiati per i loro benefici sulla salute del cuore, ma recenti ricerche indicano anche un effetto positivo sulla riduzione dell'infiammazione post-allenamento.

- **Vitamine e Minerali**: L'efficacia dipende dallo stato di deficienza di un individuo. Ad esempio, la supplementazione di ferro è cruciale per gli atleti anemici, migliorando la capacità di trasporto dell'ossigeno.

Considerazioni sulla Purezza e Qualità degli Integratori

La purezza e la qualità degli integratori sono fondamentali per garantire la sicurezza e l'efficacia. Prodotti contaminati o di bassa qualità possono non solo essere inefficaci ma anche dannosi. È importante:

- Verificare che gli integratori siano certificati da organizzazioni indipendenti come NSF International o Informed-Sport, che testano i prodotti per assicurare che non contengano sostanze vietate e che l'etichettatura sia accurata.
- Considerare la trasparenza del produttore riguardo la fonte degli ingredienti e le pratiche di produzione.

Normative e Certificazioni Importanti da Cercare

- NSF International: Offre certificazioni per prodotti che soddisfano standard rigorosi di sicurezza e qualità.
- Informed-Sport: Un programma di certificazione globalmente riconosciuto che assicura che un supplemento sia stato testato per sostanze vietate nel doping.

Suggerimenti per l'Acquisto Intelligente e la Scelta di Fonti Affidabili

1. **Ricerca**: Prima di acquistare, ricerca il prodotto e il produttore. Leggi recensioni e studi clinici che supportano l'uso degli integratori.
2. **Fonti Affidabili**: Acquista da rivenditori rispettabili o direttamente dal produttore. Evita i rivenditori di dubbia reputazione o le offerte che sembrano troppo belle per essere vere.
3. **Consultazione Professionale**: Parla con un dietologo sportivo o un medico prima di iniziare qualsiasi regime di integrazione, specialmente se hai condizioni mediche preesistenti.
4. **Attenzione alle Etichette**: Leggi le etichette attentamente per comprendere gli ingredienti, le dosi raccomandate e le possibili interazioni o effetti collaterali.

In sintesi, l'integrazione può essere una componente preziosa del regime di allenamento di un atleta, ma deve essere approcciata con cautela e responsabilità. Assicurati di basare le decisioni di integrazione su solide evidenze scientifiche e su consigli di professionisti qualificati, e scegli prodotti di alta qualità per massimizzare sia la sicurezza sia l'efficacia.

Creatina, BCAA e Proteine in Polvere

Benefici Specifici della Creatina per Sport di Forza e Potenza

La creatina è uno degli integratori più studiati e apprezzati nel mondo dello sport, noto per il suo impatto significativo sulla forza e la potenza muscolare. È particolarmente efficace negli sport che richiedono scatti rapidi di energia, come il sollevamento pesi, il football, lo sprint e il nuoto. La creatina funziona aumentando la disponibilità di ATP (adenosintrifosfato), la principale fonte di energia per le contrazioni muscolari, permettendo agli atleti di eseguire più ripetizioni o sprint con una maggiore intensità prima della fatica. Studi hanno dimostrato che la supplementazione con creatina può migliorare:

- **Forza Massima**: Incremento della forza massima e dell'energia esplosiva.
- **Recupero**: Miglioramento del recupero tra serie di esercizi intensi.
- **Maggiore Massa Muscolare**: Aiuta nell'aumento del volume muscolare, attraverso l'idratazione cellulare e la stimolazione di vie anaboliche.

Ruolo degli Aminoacidi a Catena Ramificata (BCAA) nella Sintesi Proteica e nel Recupero

I BCAA, che includono leucina, isoleucina e valina, sono essenziali per la sintesi proteica muscolare e il recupero. Essi sono metabolizzati direttamente nel muscolo, e non nel fegato, il che permette una rapida produzione di energia durante l'esercizio e un efficace recupero post-allenamento. La leucina, in particolare, è conosciuta per il suo potente effetto sulla sintesi delle proteine muscolari. I benefici dell'assunzione di BCAA includono:

- **Riduzione della Fatica**: Riduzione della percezione di fatica durante l'esercizio prolungato.
- **Miglior Recupero**: Diminuzione del dolore muscolare e miglioramento della riparazione dei tessuti.
- **Prevenzione del Catabolismo**: Protezione della massa muscolare, soprattutto in periodi di allenamento intenso o di dieta calorica ridotta.

Diverse Tipologie di Proteine in Polvere e la Loro Idoneità a Diversi Tipi di Dieta e Obiettivi

Le proteine in polvere sono disponibili in diverse forme, ognuna adatta a specifiche esigenze dietetiche e obiettivi di allenamento:

- **Siero di Latte (Whey)**: Assorbimento rapido, ideale per il post-allenamento per stimolare la riparazione e la crescita muscolare.

- **Caseina**: Assorbimento lento, perfetto come supplemento notturno per fornire una liberazione graduale di aminoacidi durante il sonno.
- **Proteine Vegetali** (es. piselli, riso, canapa): Opzione adatta per vegani e persone con intolleranze al lattosio o allergie alle proteine del latte.

Protocolli di Dosaggio e Timing di Assunzione per Massimizzare l'Efficacia

- **Creatina**: 5 grammi al giorno, spesso dopo un periodo iniziale di "caricamento" di 20 grammi al giorno per 5 giorni, per saturare i muscoli rapidamente.
- **BCAA**: 10-20 grammi divisi prima, durante e subito dopo l'allenamento per ridurre la fatica e supportare la ripresa.
- **Proteine in Polvere**: 20-40 grammi immediatamente dopo l'allenamento per promuovere la riparazione e la crescita muscolare, e 20-40 grammi come snack o integrati nei pasti per garantire un adeguato apporto proteico giornaliero.

Considerazioni sulla Sicurezza e Potenziali Effetti Collaterali

Sebbene generalmente sicuri quando usati come raccomandato, questi integratori possono avere effetti collaterali se assunti inappropriatamente:

- **Creatina**: Può causare aumento di peso a breve termine a causa della ritenzione idrica, e in rari casi, stress renale se assunta in eccesso senza adeguata idratazione.
- **BCAA**: Un consumo eccessivo può influenzare negativamente i livelli di insulina e di zuccheri nel sangue.
- **Proteine in Polvere**: Un eccesso può portare a carico renale aggiuntivo, disidratazione, e in rari casi, disturbi gastrointestinali.

In conclusione, la supplementazione con creatina, BCAA e proteine in polvere può migliorare significativamente le prestazioni, la resistenza e il recupero degli atleti. Tuttavia, è cruciale aderire alle linee guida di dosaggio raccomandate, considerare le esigenze individuali e consultare professionisti della salute quando necessario per garantire un uso sicuro ed efficace.

Evitare le Trappole del Doping

Rischi di Contaminazione e Implicazioni Legali degli Integratori Contaminati

La contaminazione degli integratori è un rischio reale nel mondo dello sport, portando a potenziali sanzioni disciplinari o addirittura squalifiche per gli atleti. Molti integratori sul mercato possono contenere tracce di sostanze vietate o essere etichettati in modo inaccurato, mettendo a rischio la carriera degli atleti. Le implicazioni legali di un test antidoping positivo possono variare da multe e sospensioni temporanee a divieti a lungo termine dalla competizione, a seconda delle normative della specifica federazione sportiva.

Come Riconoscere e Evitare Integratori che Potrebbero Contenere Sostanze Vietate

Per ridurre il rischio di consumare involontariamente sostanze vietate attraverso gli integratori, gli atleti possono adottare diverse precauzioni:

1. Scegliere Prodotti Certificati: Optare per integratori che sono stati certificati da organizzazioni affidabili come NSF Certified for Sport o Informed-Sport, che testano i prodotti per sostanze vietate e garantiscono che ciò che è indicato sull'etichetta corrisponda al contenuto del prodotto.
2. Leggere Attentamente le Etichette: Evitare prodotti che elencano ingredienti vaghi o miscelati sotto nomi come "formule proprietarie", che possono mascherare la presenza di sostanze vietate.
3. Consultare Esperti: Prima di assumere nuovi integratori, è essenziale consultare un nutrizionista sportivo o un medico, soprattutto se si gareggia a livello professionistico o regolamentato.

Risorse e Database per Verificare la Sicurezza degli Integratori

Esistono diverse risorse affidabili che gli atleti possono utilizzare per verificare la sicurezza degli integratori:

- **Global DRO**: Fornisce informazioni sui farmaci basati sulle specifiche federazioni sportive e sulle classi di sostanze vietate.
- **Informed-Sport e NSF Certified for Sport**: Database di integratori testati e certificati privi di sostanze vietate.
- **USADA (United States Anti-Doping Agency):** Offre risorse e guide su come gli atleti possono evitare sostanze vietate.

Strategie per Atleti che Competono a Livello Regolamentato per Evitare Sanzioni

Atleti che competono a livelli dove il doping è controllato devono adottare strategie proattive per prevenire violazioni accidentali:

- **Educazione Continua**: Mantenere aggiornamenti regolari sulle sostanze vietate e le modifiche alle regole antidoping.
- **Comunicazione con il Team Medico**: Assicurarsi che qualsiasi prescrizione medica o integrazione sia discussa e approvata dal team medico dell'atleta.
- **Registrazione dei Supplementi**: Mantenere un diario dettagliato degli integratori consumati, compresi i lotti e le quantità, per tracciare e dimostrare la conformità in caso di test antidoping.

Case Studies di Atleti che Hanno Incontrato Problemi Legali a Causa di Integratori

Numerosi atleti hanno affrontato sanzioni dopo essere risultati positivi a test antidoping a causa di integratori contaminati. Per esempio:

- **Atleta A**: Un noto ciclista professionista è stato sospeso per due anni dopo un test positivo per una piccola quantità di nandrolone, che ha affermato di aver ingerito involontariamente tramite un integratore contaminato.
- **Atleta B**: Una giocatrice di pallavolo ha ricevuto una squalifica temporanea dopo la scoperta di stimolanti proibiti in un integratore brucia-grassi.

Questi casi evidenziano l'importanza della cautela nell'uso degli integratori e la necessità di scegliere prodotti da fonti affidabili e certificate.

In sintesi, mentre gli integratori possono offrire significativi benefici agli atleti, è essenziale adottare misure preventive per assicurarsi che questi prodotti non contengano sostanze vietate. Seguire linee guida rigide, utilizzare risorse affidabili per la verifica degli integratori e mantenere una comunicazione aperta con professionisti della salute sono passi critici per evitare implicazioni legali e proteggere la salute e la carriera sportiva.

Capitolo 6: Gestione del Peso e Composizione Corporea

Bilanciare le Calorie per la Performance

Concetti di Bilancio Calorico e il Suo Impatto sulla Performance Atletica

Il bilancio calorico rappresenta la differenza tra le calorie consumate e quelle spese. Un equilibrio tra l'assunzione e il dispendio calorico è essenziale per mantenere, aumentare o ridurre il peso corporeo, a seconda degli obiettivi dell'atleta. Un adeguato apporto calorico supporta le funzioni metaboliche ottimali, la performance atletica e il recupero, mentre un disequilibrio può portare a perdita di massa muscolare, affaticamento e ridotta efficienza fisica.

- **Bilancio Calorico Positivo**: Più calorie consumate rispetto a quelle bruciate, necessario per gli atleti che mirano ad aumentare la massa muscolare.
- **Bilancio Calorico Negativo**: Meno calorie consumate rispetto a quelle bruciate, indicato per la perdita di peso.
- **Bilancio Calorico Equilibrato**: Le calorie consumate sono circa uguali a quelle spese, ideale per mantenere il peso.

Calcolo delle Necessità Caloriche Basato sul Metabolismo Basale e sull'Attività Fisica

Il calcolo delle necessità caloriche di un atleta deve considerare diversi fattori:

1. **Metabolismo Basale (BMR):** Quantità di energia necessaria per mantenere le funzioni vitali del corpo a riposo. Può essere calcolato usando equazioni come la Harris-Benedict o la Mifflin-St Jeor, che prendono in considerazione peso, altezza, età e sesso.
2. **Livello di Attività Fisica:** Il coefficiente di attività fisica (Physical Activity Level, PAL), che moltiplica il BMR, varia a seconda dell'intensità e della frequenza dell'allenamento. Ad esempio:
   - Sedentario: BMR x 1.2
   - Moderatamente attivo: BMR x 1.55
   - Altamente attivo: BMR x 1.9

Queste formule forniscono una stima del dispendio energetico totale (Total Daily Energy Expenditure, TDEE), che è la quantità di calorie necessarie per mantenere il peso corporeo corrente data l'attività fisica quotidiana.

Strategie per Aumentare o Diminuire l'Apporto Calorico in Modo Sicuro ed Efficace

- **Per Aumentare il Peso**: Incrementare l'apporto calorico di 300-500 calorie al giorno sopra il TDEE può aiutare a guadagnare massa. È importante che queste calorie aggiuntive provengano da nutrienti ricchi di energia e nutrienti, come proteine magre, carboidrati complessi e grassi sani.
- **Per Diminuire il Peso**: Ridurre l'apporto calorico di 500-1000 calorie al giorno sotto il TDEE può favorire una perdita di peso sicura. Tuttavia, è cruciale non scendere sotto il minimo calorico necessario per sostenere le funzioni vitali e l'attività fisica.

Importanza del Timing Calorico in Relazione all'Allenamento

Il timing dell'assunzione calorica può influenzare significativamente la performance e il recupero. Consumare un pasto ricco di carboidrati e proteine 2-3 ore prima dell'allenamento può migliorare la performance e l'endurance, mentre mangiare entro 30-45 minuti dopo l'esercizio può ottimizzare la riparazione muscolare e la ricostituzione del glicogeno.

Errori Comuni nella Gestione delle Calorie e Come Evitarli

- **Restrizioni Caloriche Eccessive**: Ridurre drasticamente l'apporto calorico può causare perdita di massa muscolare e riduzione del metabolismo.
- **Mancanza di Variazione Nutrizionale**: Concentrarsi solo sulle calorie senza considerare la qualità dei nutrienti può portare a carenze nutrizionali e ridurre la performance.
- **Trascurare l'Idratazione**: Non integrare adeguatamente l'assunzione di fluidi può influenzare negativamente il metabolismo e la capacità di esercizio.

In conclusione, una gestione attenta del bilancio calorico, personalizzata in base alle specifiche esigenze e obiettivi dell'atleta, è essenziale per ottimizzare la performance atletica e il benessere generale. I protocolli devono essere adattati e monitorati regolarmente con l'assistenza di professionisti per assicurare che gli obiettivi di peso e composizione corporea siano raggiunti in modo sicuro ed efficace.

Metodi di Misurazione della Composizione Corporea

Diversi Metodi per Misurare la Composizione Corporea

La misurazione accurata della composizione corporea è cruciale per gli atleti al fine di monitorare e ottimizzare la performance e l'efficacia dell'allenamento. Vari metodi possono essere utilizzati, ognuno con specifici vantaggi e limitazioni:

1. **Pesatura Idrostatica (Pesatura Sott'acqua):** Considerata uno dei metodi più precisi, la pesatura idrostatica misura la densità corporea immergendo l'individuo in acqua e calcolando la massa corporea in base al principio di Archimede.
   - Pro: Alta accuratezza.
   - Contro: Richiede attrezzature specializzate e può essere logistico per alcuni atleti.
2. **DEXA (Dual-Energy X-ray Absorptiometry):** Utilizza raggi X a basso livello per distinguere tra massa ossea, tessuto adiposo e massa muscolare magra su tutto il corpo.
   - Pro: Fornisce dati dettagliati su diverse parti del corpo.
   - Contro: Costoso e meno accessibile per uso frequente.
3. **BIA (Bioelectrical Impedance Analysis):** Misura la composizione corporea inviando un piccolo impulso elettrico attraverso il corpo e misurando la resistenza incontrata dall'impulso, che varia in base al tipo di tessuto attraversato.
   - Pro: Facile da usare e accessibile.
   - Contro: Può essere influenzato dall'idratazione e altri fattori fisiologici, rendendo meno affidabili i risultati.
4. **Plicometria:** Utilizza pinze speciali per misurare lo spessore del tessuto adiposo in punti specifici del corpo e stima la percentuale di grasso corporeo.
   - Pro: Economico e relativamente facile da eseguire.
   - Contro: La precisione può variare a seconda della competenza del tecnico.

Pro e Contro di Ciascun Metodo e Raccomandazioni per Atleti

Ogni metodo ha il suo contesto ideale di applicazione:

- Gli atleti coinvolti in sport dove il peso e la composizione corporea sono cruciali (come nel wrestling, bodybuilding, o ginnastica) possono beneficiare di metodologie più precise come la DEXA o la pesatura idrostatica per misurazioni periodiche.
- Per controlli più frequenti, la BIA o la plicometria possono essere utilizzate per monitoraggi regolari grazie alla loro praticità e costo ridotto.

Come Interpretare i Risultati delle Misurazioni e Usarli per Guidare la Nutrizione e l'Allenamento

Interpretare correttamente i risultati è fondamentale per adeguare la dieta e il regime di allenamento:

- **Massa Grassa**: Valori eccessivamente elevati possono suggerire la necessità di modificare la dieta per ridurre l'apporto calorico o aumentare l'attività cardiovascolare.
- **Massa Magra**: Valori bassi possono indicare la necessità di aumentare l'apporto proteico e intensificare l'allenamento di resistenza per costruire muscoli.
- **Bilanciamento Idrico**: Particolarmente rilevante nei risultati della BIA, può indicare la necessità di ottimizzare l'assunzione di fluidi.

Frequenza Raccomandata per il Monitoraggio della Composizione Corporea

La frequenza ottimale di monitoraggio varia in base agli obiettivi dell'atleta, allo sport praticato e alla fase della stagione sportiva:

- Durante la pre-stagione o quando si modificano significativamente dieta e regime di allenamento, monitoraggi più frequenti (mensili o bimestrali) possono essere utili.
- In condizioni stabili, una valutazione trimestrale o semestrale può essere sufficiente.

Caso di Studio: Uso dei Dati di Composizione Corporea per Ottimizzare la Preparazione di un Atleta

Un atleta di triathlon professionista si prepara per una gara importante. Utilizzando la DEXA, l'atleta e il suo team hanno monitorato la sua composizione corporea ogni mese nell'ultimo semestre. I risultati hanno mostrato una diminuzione della massa grassa e un aumento della massa magra, indicativi di una risposta positiva al nuovo regime di allenamento e dieta. Tuttavia, un lieve calo nella densità ossea ha suggerito la necessità di integrare calcio e vitamina D. Grazie a questi dati, sono state apportate le necessarie modifiche nutrizionali e di integrazione, portando l'atleta a raggiungere condizioni fisiche ottimali in tempo per la competizione.

In conclusione, la misurazione accurata e regolare della composizione corporea fornisce dati cruciali che possono guidare in modo significativo le decisioni relative alla nutrizione e all'allenamento degli atleti, aiutandoli a raggiungere e mantenere la loro performance ottimale.

Diete per la Riduzione del Grasso Corporeo

Principi di una Dieta Efficace per la Perdita di Grasso Mirata

La perdita di grasso corporeo efficace si basa non solo sulla riduzione delle calorie, ma anche su un approccio bilanciato che preserva la massa muscolare e mantiene la salute generale. I principi fondamentali includono:

1. **Deficit Calorico Sostenibile**: Perdere grasso richiede un bilancio calorico negativo, dove il consumo di energia supera l'apporto calorico. Tuttavia, un deficit eccessivo può essere controproducente, causando perdita di massa muscolare e rallentando il metabolismo. Un deficit moderato del 10-20% rispetto al dispendio calorico totale è generalmente raccomandato.
2. **Alta Qualità Nutrizionale**: Le calorie dovrebbero provenire da alimenti nutrienti e ricchi di fibra come verdure, frutta, proteine magre, e grassi sani. Questi alimenti migliorano la sazietà e forniscono i nutrienti essenziali necessari per supportare il metabolismo e la riparazione dei tessuti.
3. **Proteine Adeguate**: Le proteine sono cruciali per la preservazione della massa muscolare durante la perdita di peso. Assumere almeno 1.6-2.2 grammi di proteine per kg di peso corporeo al giorno può aiutare a mantenere la massa muscolare e stimolare il metabolismo.

Importanza del Mantenimento della Massa Muscolare durante la Perdita di Peso

Mantenere la massa muscolare durante la perdita di grasso è essenziale per diversi motivi:

- **Metabolismo Attivo**: La massa muscolare è metabolicamente attiva e aiuta a mantenere un tasso metabolico basale più elevato, facilitando una perdita di peso più efficace e sostenibile.
- **Forza e Funzionalità**: Preservare la massa muscolare è importante per mantenere la forza e la funzionalità, elementi cruciali per le prestazioni atletiche e la qualità della vita quotidiana.
- **Estetica**: Per molti atleti e individui, l'aspetto fisico è importante. Una maggiore massa muscolare può migliorare l'estetica generale, conferendo un aspetto più tonico e definito.

Strategie Alimentari e di Allenamento per Ottimizzare la Riduzione del Grasso Corporeo

Alimentazione:

- **Timing Nutrizionale**: Consumare la maggior parte dei carboidrati intorno agli allenamenti può migliorare le prestazioni e massimizzare il recupero, oltre a ottimizzare l'uso dei carboidrati come fonte di energia invece che come deposito adiposo.

- **Frequenza dei Pasti:** Mangiare a intervalli regolari durante il giorno può aiutare a gestire la fame e stabilizzare i livelli di glucosio nel sangue.

Allenamento:

- **Resistenza:** L'allenamento di resistenza dovrebbe essere una componente centrale di un programma di perdita di grasso, poiché aiuta a preservare e a volte ad aumentare la massa muscolare in un deficit calorico.
- **Cardio:** Il cardio, in particolare gli allenamenti ad alta intensità intermittente (HIIT), può aumentare significativamente il dispendio calorico e promuovere ulteriormente la perdita di grasso.

Integratori che Possono Supportare la Perdita di Grasso in Modo Sicuro

Alcuni integratori possono supportare la perdita di grasso:

- **Caffeina e Estratto di Tè Verde:** Entrambi possono aumentare la termogenesi e migliorare la mobilitazione dei grassi.
- **CLA (acido linoleico coniugato):** Alcuni studi suggeriscono che il CLA può aiutare a ridurre il grasso corporeo in specifici contesti.

Tuttavia, è importante notare che gli integratori non dovrebbero sostituire le strategie dietetiche e di allenamento ma piuttosto supportarle.

Rischi e Precauzioni Quando si Riduce Drasticamente il Grasso Corporeo

Una riduzione drastica del grasso corporeo può comportare rischi, come squilibri ormonali, perdita di massa muscolare, carenze nutrizionali e problemi psicologici come l'ossessione per il cibo e l'immagine corporea. È cruciale:

- **Evitare Restrizioni Estreme:** Dieta eccessivamente restrittiva può portare a seri problemi di salute a lungo termine.
- **Consultare Professionisti:** Lavorare con dietisti, nutrizionisti e allenatori qualificati per garantire che la perdita di grasso sia gestita in modo sicuro ed efficace.

In conclusione, una strategia ben pianificata e monitorata per la riduzione del grasso corporeo dovrebbe enfatizzare la qualità della dieta, l'adeguatezza dell'allenamento per la resistenza e un approccio olistico alla salute generale. Con queste linee guida, gli atleti possono raggiungere i loro obiettivi di composizione corporea riducendo al minimo i rischi per la salute.

Aumento di Massa Muscolare Pulita

Strategie Nutrizionali per l'Incremento della Massa Muscolare Senza Accumulo di Grasso Eccessivo

L'incremento di massa muscolare pulita, noto anche come "lean bulking", implica l'aumento della massa muscolare minimizzando il guadagno di grasso. Questo richiede un approccio strategicamente calibrato che combina dieta, allenamento e integrazione.

1. **Surplus Calorico Controllato**: Un leggero surplus calorico è essenziale per supportare la crescita muscolare, ma un eccesso può portare ad accumulo di grasso. Un surplus di 250-500 calorie al giorno sopra il dispendio energetico totale giornaliero è spesso sufficiente per supportare la crescita muscolare senza guadagni significativi di grasso.
2. Bilancio dei Macronutrienti:
   - Proteine: Essenziali per la riparazione e la crescita del tessuto muscolare. Consumare 1.6-2.2 grammi di proteine per kg di peso corporeo al giorno, distribuendo l'assunzione equamente tra i pasti.
   - **Carboidrati**: Forniscono l'energia necessaria per allenamenti intensi. Carburanti come riso integrale, patate dolci, e quinoa forniscono energia sostenuta.
   - **Grassi**: Importanti per la salute ormonale. I grassi sani come quelli trovati nell'olio d'oliva, avocado e pesce dovrebbero comporre circa il 20-30% dell'apporto calorico totale.

Integratori Raccomandati per Supportare la Crescita Muscolare

Alcuni integratori possono essere particolarmente utili durante un ciclo di massa muscolare pulita:

- **Proteine in Polvere**: Un comodo modo per garantire l'assunzione adeguata di proteine, specialmente post-allenamento.
- **Creatina Monoidrato**: Aiuta ad aumentare la forza e la potenza, facilitando allenamenti più intensi e guadagni muscolari più rapidi.
- **BCAA o EAA**: Sostengono la sintesi proteica e possono ridurre il dolore muscolare, migliorando la frequenza e l'intensità degli allenamenti.
- **Beta-Alanina**: Può migliorare la performance in allenamenti di alta intensità e durata, permettendo sessioni più lunghe e più produttive.

Esempi di Piani Alimentari per l'Aumento di Massa

Ecco un esempio di piano alimentare giornaliero per un atleta che cerca di guadagnare massa muscolare pulita:

- **Colazione**: Omelette con 3 uova, spinaci e funghi, accompagnata da una porzione di avena con frutti di bosco.
- **Spuntino**: Shake proteico con una banana e burro di mandorle.
- **Pranzo**: Petto di pollo alla griglia, quinoa, e una grande insalata mista con olio d'oliva.
- **Merenda Pomeridiana**: Yogurt greco con noci e miele.
- **Cena**: Filetto di salmone, patate dolci al forno e asparagi grigliati.
- **Spuntino Sera**: Un bicchiere di latte con una manciata di mandorle.

Considerazioni sulla Frequenza e l'Intensità dell'Allenamento per Massimizzare i Guadagni Muscolari

L'allenamento per la massa muscolare pulita deve essere attentamente programmato per massimizzare la crescita e minimizzare il guadagno di grasso:

- **Frequenza**: Allenare ogni gruppo muscolare 2-3 volte a settimana permette un volume sufficiente per la crescita pur concedendo il recupero.
- **Intensità**: Incorporare una combinazione di allenamenti di forza pesanti e volumi più elevati (utilizzando una varietà di rep range, da 6 a 12 ripetizioni).
- **Periodizzazione**: Alternare fasi di carico e scarico nelle settimane può aiutare a prevenire stallo e ridurre il rischio di overtraining.

Conclusione

L'incremento della massa muscolare pulita è un equilibrio delicato tra nutrizione adeguata, integratori supportivi, e un programma di allenamento ben strutturato. Seguendo queste linee guida, gli atleti possono massimizzare i loro guadagni muscolari pur mantenendo un basso livello di grasso corporeo, portando a miglioramenti sia estetici sia funzionali nelle loro performance sportive.

Capitolo 7: Problemi Comuni e Soluzioni nella Nutrizione Sportiva

Intolleranze e Allergie Alimentari

Identificazione e Gestione delle Intolleranze e Allergie più Comuni tra gli Atleti

Allergie e intolleranze alimentari possono avere un impatto significativo sulla salute e sulle prestazioni degli atleti. La distinzione tra i due è cruciale: le allergie implicano una risposta immunitaria che può essere grave e potenzialmente pericolosa per la vita, mentre le intolleranze, come quella al lattosio, tendono a coinvolgere il sistema digestivo e sono generalmente meno severe.

Identificazione:

- **Allergie Alimentari**: Di solito vengono identificate tramite test cutanei o esami del sangue che cercano anticorpi specifici (IgE). I sintomi possono includere orticaria, difficoltà respiratorie, e anafilassi.
- **Intolleranze Alimentari**: Sono spesso identificate attraverso un processo di eliminazione seguito da una reintroduzione controllata dell'alimento sospetto per osservare i sintomi, che possono includere gonfiore, gas, dolori addominali, e diarrea.

Impatto delle Allergie Alimentari sulla Nutrizione e sulla Performance

Le allergie e le intolleranze alimentari possono limitare l'accesso degli atleti a nutrienti essenziali. Ad esempio, un atleta con allergia al latte potrebbe trovare difficoltà nel consumare abbastanza calcio e vitamina D. Queste restrizioni possono compromettere la salute ossea, la riparazione muscolare, e altre funzioni vitali necessarie per una performance ottimale.

Strategie per Sostituire in Modo Sicuro e Efficace gli Alimenti Problematici

Sostituire alimenti che causano reazioni allergiche o intolleranze senza sacrificare il valore nutrizionale è essenziale:

- **Sostituzioni Nutrienti**: Utilizzare alternative che forniscono nutrienti simili. Ad esempio, se un atleta è intollerante al latte, può utilizzare bevande fortificate a base di mandorla, soia o riso per mantenere un adeguato apporto di calcio e vitamina D.
- **Utilizzo di Integratori**: Quando la dieta non può soddisfare i bisogni nutrizionali a causa delle restrizioni alimentari, gli integratori possono giocare un ruolo chiave. Ad esempio, gli

integratori di ferro possono essere utili per gli atleti che non possono consumare carne a causa di una allergia.

Risorse e Strumenti per gli Atleti con Restrizioni Alimentari

Numerosi strumenti e risorse possono aiutare gli atleti a gestire le loro restrizioni alimentari:

- **App di Tracciamento degli Alimenti**: Molte applicazioni consentono agli atleti di tracciare il loro consumo alimentare e identificare potenziali fonti di allergeni.
- **Consulenza con un Dietologo Sportivo**: Un professionista può aiutare a creare un piano alimentare completo che soddisfi sia le esigenze nutrizionali dell'atleta sia le sue restrizioni alimentari.
- **Gruppi di Supporto e Forum Online**: Condividere esperienze con altri atleti che affrontano problemi simili può fornire supporto e nuove idee per gestire la dieta.

Piani Alimentari Personalizzati per Atleti con Specifiche Allergie o Intolleranze

Creare un piano alimentare personalizzato per un atleta con allergie o intolleranze alimentari richiede una comprensione dettagliata delle sue condizioni mediche, delle sue esigenze nutrizionali e degli obiettivi sportivi. Ad esempio:

- **Atleta con Intolleranza al Glutine**: Un piano alimentare può includere una varietà di grani senza glutine come quinoa, riso e amaranto, oltre a verdure, carne, pesce e legumi, per assicurare un adeguato apporto di carboidrati, proteine, e grassi.
- **Atleta con Allergia alle Noci**: Un piano può enfatizzare altre fonti di grassi sani, come semi di lino, olio d'oliva, e avocado, assicurando che l'atleta riceva grassi essenziali senza rischiare una reazione allergica.

In conclusione, una gestione attenta e strategica delle allergie e delle intolleranze alimentari è cruciale per garantire che gli atleti ricevano i nutrienti necessari per la performance senza mettere a rischio la loro salute. Attraverso l'identificazione accurata, le sostituzioni appropriate e la consulenza specializzata, gli atleti possono superare queste sfide e raggiungere i loro obiettivi sportivi.

Disturbi Gastrointestinali Legati allo Sport

Cause Comuni di Disturbi Gastrointestinali in Atleti

I disturbi gastrointestinali (GI) sono relativamente comuni tra gli atleti, specialmente in quelli di endurance. Questi problemi possono derivare da vari fattori:

1. **Disidratazione**: Una delle cause più frequenti di disturbi GI durante l'esercizio. La disidratazione può ridurre la circolazione sanguigna verso l'intestino, causando sintomi come nausea, vomito e diarrea.
2. **Alimentazione Pre-Gara**: Consumare cibi ricchi di fibre, grassi o proteine eccessive immediatamente prima dell'esercizio può provocare indigestione, gonfiore e altri problemi gastrointestinali.
3. **Stress da Gara**: Lo stress emotivo e fisico associato alle competizioni può alterare la funzionalità gastrointestinale, portando a crampi e disfunzioni intestinali.
4. **Movimento Fisico Intenso**: L'attività fisica, specialmente la corsa, può fisicamente 'scuotere' gli organi, contribuendo a sintomi come urgenza intestinale e incontinenza fecale.

Strategie Alimentari per Minimizzare i Rischi di Disturbi Gastrointestinali Durante l'Attività Fisica

Per ridurre il rischio di disturbi GI durante l'attività sportiva, gli atleti possono adottare diverse strategie dietetiche:

1. **Evitare Cibi Irritanti Pre-Gara**: Limitare alimenti ricchi di fibre, grassi e proteine complesse nelle ore immediatamente precedenti l'attività. Preferire carboidrati facilmente digeribili, come pane bianco, banane o gel di carboidrati.
2. **Idratazione Adeguata**: Assicurarsi un'adeguata idratazione prima, durante e dopo l'allenamento. L'acqua è essenziale, ma in attività prolungate o in condizioni di calore, bevande sportive con elettroliti possono prevenire la disidratazione.
3. **Frazionare i Pasti**: Consumare piccoli pasti o snack durante le competizioni prolungate può aiutare a mantenere l'energia senza sovraccaricare il sistema digestivo.

Integratori e Alimenti Consigliati per la Salute Gastrointestinale

Alcuni integratori e alimenti possono supportare la salute GI negli atleti:

1. **Probiotici**: Integratori che supportano la flora intestinale possono migliorare la digestione e prevenire l'insorgenza di problemi gastrointestinali.

2. **Zenzero**: Nota per le sue proprietà anti-nausea, può essere consumato sotto forma di tè, integratori o fresco.
3. **Olio alla menta piperita**: Utilizzato per ridurre i crampi e il disagio intestinale, disponibile come olio o in capsule.

Protocolli di Alimentazione e Idratazione per Gare e Allenamenti Intensi

Durante eventi sportivi prolungati o particolarmente intensi, è essenziale mantenere protocolli di alimentazione e idratazione ben pianificati:

1. **Pre-Evento**: Consumare un pasto ricco di carboidrati e povero di fibre, grassi e proteine 3-4 ore prima dell'evento.
2. **Durante l'Evento**: Per eventi più lunghi di un'ora, consumare 30-60 grammi di carboidrati all'ora, idealmente sotto forma di bevande sportive o gel che forniscono anche liquidi ed elettroliti.
3. **Post-Evento**: Ricostituire liquidi, elettroliti e energia entro 30 minuti dal termine dell'attività, seguendo con un pasto equilibrato entro 2 ore.

Gestione a Lungo Termine dei Disturbi Gastrointestinali in Atleti di Endurance

La gestione a lungo termine dei disturbi GI richiede un approccio proattivo:

1. **Diario Alimentare e dei Sintomi**: Monitorare cosa si mangia e i sintomi correlati può aiutare a identificare gli alimenti o le abitudini problematiche.
2. **Consultazione con Specialisti**: Lavorare con un dietologo sportivo e, se necessario, con un gastroenterologo per sviluppare strategie alimentari personalizzate.
3. **Allenamento Intestinale**: Gradualmente abituare il sistema digestivo all'assunzione di cibo e liquidi durante l'attività fisica può migliorare la tolleranza gastrointestinale durante le competizioni.

In sintesi, una gestione efficace dei disturbi gastrointestinali richiede un approccio integrato che include modifiche dietetiche, idratazione adeguata, l'uso strategico di integratori e una pianificazione attenta dei protocolli di alimentazione e idratazione. Con queste strategie, gli atleti possono minimizzare l'impatto dei disturbi GI e massimizzare le loro prestazioni sportive.

La Sindrome del Sovra-allenamento e Nutrizione

Definizione e Segni di Sovra-allenamento

La sindrome del sovra-allenamento (Overtraining Syndrome, OTS) si verifica quando c'è un disallineamento prolungato tra l'allenamento, il riposo, e la nutrizione, che porta a una fatica cronica e a un declino delle prestazioni atletiche. È più frequente tra gli atleti di endurance, ma può colpire chiunque aumenti l'intensità o il volume dell'allenamento troppo rapidamente senza adeguato riposo o supporto nutrizionale.

Segni e sintomi comuni includono:

- Affaticamento persistente e mancanza di energia
- Diminuzione delle prestazioni sportive nonostante l'allenamento intensivo
- Alterazioni dell'umore, come irritabilità e depressione
- Disturbi del son, come insonnia o sonno non ristoratore
- Suscettibilità aumentata a infezioni, infortuni e prolungamento dei tempi di recupero

Ruolo della Nutrizione nel Prevenire e Gestire il Sovra-allenamento

La nutrizione gioca un ruolo cruciale nella prevenzione e nella gestione dell'OTS. Un adeguato apporto calorico e nutrienti essenziali aiutano a supportare i processi di recupero del corpo, migliorare la resistenza allo stress e mantenere l'efficacia dell'allenamento.

1. **Supporto Energetico Adeguato**: Assicurarsi che l'apporto calorico sia sufficiente per compensare l'energia spesa durante l'allenamento è fondamentale. Il deficit calorico può accelerare l'insorgenza dell'OTS.
2. Equilibrio dei Macronutrienti:
   - **Carboidrati**: Fondamentali per ricostituire le scorte di glicogeno; una quantità insufficiente può portare a fatica.
   - **Proteine**: Essenziali per la riparazione e la costruzione muscolare; la loro carenza può ritardare il recupero.
   - **Grassi**: Importanti per la salute ormonale e il recupero, particolarmente i grassi Omega-3, che hanno proprietà anti-infiammatorie.
3. **Micronutrienti**: Vitamine e minerali supportano la funzione immunitaria e riducono l'infiammazione. La carenza di ferro, zinco, magnesio e le vitamine del gruppo B, ad esempio, può contribuire alla stanchezza e al calo delle prestazioni.

Aggiustamenti Dietetici Raccomandati per Recuperare dal Sovra-allenamento

Quando un atleta mostra segni di OTS, alcuni aggiustamenti dietetici possono aiutare nella fase di recupero:

1. **Incremento Calorico**: Aumentare l'apporto calorico può essere necessario per sostenere il recupero energetico.
2. **Alta Qualità Proteica**: Assicurare fonti di proteine ad alta biodisponibilità in ogni pasto per supportare la riparazione muscolare.
3. **Carboidrati Complessi**: Incorporare una varietà di carboidrati complessi nei pasti per migliorare la gestione dell'energia.
4. **Idratazione**: Mantenere un'ottima idratazione è cruciale, dato che la disidratazione può esacerbare la fatica e la compromissione della performance.
5. **Antiossidanti e Anti-infiammatori**: Alimenti ricchi di antiossidanti e proprietà anti-infiammatorie, come frutta, verdura, noci e semi, possono ridurre lo stress ossidativo e promuovere il recupero.

Importanza del Riposo e del Bilancio Calorico nel Contesto del Sovra-allenamento

Il riposo è tanto importante quanto l'allenamento stesso nella prevenzione e nel trattamento dell'OTS. Senza un riposo adeguato, il corpo non ha l'opportunità di riparare i tessuti danneggiati o di ripristinare le riserve energetiche. Un adeguato sonno e giorni di riposo attivo dovrebbero essere integrati in ogni programma di allenamento.

Case Study: Recupero di un Atleta Attraverso Strategie Nutrizionali Mirate

Caso di Studio: Un triatleta di livello competitivo ha iniziato a mostrare segni di OTS, manifestando stanchezza cronica e un calo delle prestazioni. Analizzando la sua dieta, è stato rivelato un notevole deficit calorico e una carenza di ferro.

Intervento:

- **Aggiustamento Calorico**: L'apporto calorico è stato aumentato per compensare l'energia spesa.
- **Equilibrio Nutrizionale**: È stata migliorata la qualità della dieta, aumentando le porzioni di proteine magre, carboidrati complessi e grassi sani.
- **Supplementazione di Ferro**: È stato introdotto un integratore di ferro per correggere la carenza.

- **Programma di Riposo**: Il regime di allenamento è stato modificato per includere più giorni di riposo e sono state implementate tecniche di riduzione dello stress, come la meditazione e lo yoga.

Risultati:

Dopo diverse settimane, il triatleta ha mostrato miglioramenti significativi nel benessere generale e nelle prestazioni, evidenziando come un intervento nutrizionale mirato, combinato con un adeguato riposo, possa essere efficace nel trattare l'OTS.

In conclusione, la gestione della sindrome del sovra-allenamento richiede un approccio olistico che comprende adeguati aggiustamenti nutrizionali, una pianificazione dell'allenamento ben bilanciata e strategie di riposo efficaci. Attraverso questi mezzi, gli atleti possono evitare le insidie dell'OTS e mantenere un percorso di performance e salute a lungo termine.

Gestione dello Stress e della Fatica

Impatto dello Stress e della Fatica sulla Performance e la Salute

Lo stress e la fatica sono due fattori che possono significativamente compromettere la performance sportiva e la salute generale degli atleti. Lo stress, sia fisico sia psicologico, può influenzare negativamente il recupero muscolare, alterare il funzionamento immunitario e ridurre la capacità mentale. La fatica, che può derivare da allenamenti eccessivi, carenze nutrizionali o stress emotivo, può portare a una diminuzione della performance, aumentare il rischio di infortuni e abbassare la motivazione.

Nutrienti Chiave e Integratori per Combattere lo Stress e Migliorare la Resilienza

1. **Magnesio**: Questo minerale svolge un ruolo cruciale nella regolazione della risposta allo stress e può aiutare a migliorare la qualità del sonno. Il magnesio si trova in alimenti come spinaci, noci, semi e legumi, e può essere integrato se necessario.
2. **Vitamine del Gruppo B**: Essenziali per il funzionamento ottimale del sistema nervoso e per la produzione di energia, le vitamine B possono aiutare a gestire lo stress, ridurre la fatica e migliorare l'umore. Fonti alimentari includono carne magra, uova, cereali integrali e verdure a foglia verde.

3. **Omega-3:** Gli acidi grassi Omega-3, trovati nel pesce grasso, semi di lino e noci, sono noti per le loro proprietà anti-infiammatorie e possono aiutare a modulare gli effetti dello stress fisico e mentale.

4. **Adattogeni**: Erbe come il ginseng, la rhodiola e l'ashwagandha sono considerate adattogene e possono supportare la resistenza allo stress migliorando la capacità del corpo di adattarsi agli stress

Tecniche di Mindfulness e Alimentazione per Gestire lo Stress

1. **Mindfulness e Meditazione**: Pratiche quotidiane di mindfulness o meditazione possono ridurre significativamente lo stress e migliorare la concentrazione. Anche solo 10-15 minuti al giorno possono fare una grande differenza nella gestione dello stress.

2. **Alimentazione Consapevole**: Concentrarsi sulla sensazione del corpo e sulle reazioni agli alimenti può aiutare gli atleti a identificare e modificare abitudini alimentari che potrebbero contribuire allo stress e alla fatica. Mangiare lentamente e senza distrazioni permette una migliore digestione e soddisfazione dal cibo consumato.

Strategie per Equilibrare Allenamento, Riposo e Nutrizione

1. **Pianificazione dell'Allenamento:** Alternare giorni di allenamento intenso con giorni di riposo o recupero attivo (come yoga o nuoto leggero) può prevenire la fatica eccessiva.

2. **Gestione del Sonno**: Un sonno di qualità è fondamentale per la riparazione fisica e la rigenerazione mentale. Gli atleti dovrebbero mirare a 7-9 ore di sonno per notte e mantenere una routine di sonno coerente.

3. **Bilancio Nutrizionale**: Assicurare un'adeguata assunzione di calorie, macro e micronutrienti in base alle esigenze individuali può aiutare a mantenere livelli ottimali di energia e ridurre la fatica.

Prevenzione dello Burnout attraverso un Approccio Olistico alla Salute dell'Atleta

La prevenzione del burnout richiede un approccio olistico che integri aspetti fisici, mentali e nutrizionali:

1. **Supporto Sociale**: Mantenere una rete di supporto sociale attiva può fornire agli atleti le risorse emotive necessarie per gestire lo stress.

2. **Flessibilità nell'Allenamento**: Essere flessibili con i piani di allenamento e adattarli in base ai segnali del corpo può prevenire la fatica eccessiva.

3. **Monitoraggio Continuo**: Regolare monitoraggio delle condizioni fisiche e mentali, possibilmente con l'aiuto di professionisti del settore, può aiutare a rilevare precocemente i segni di stress e fatica e adattare di conseguenza le strategie di intervento.

Incorporando queste strategie nella loro routine, gli atleti possono migliorare non solo le loro prestazioni ma anche la loro qualità di vita, riducendo significativamente il rischio di sovrallenamento, stress e burnout.

Capitolo 8: Adattamento della Dieta a Diverse Pesi e Altezze

Adattare la dieta in base a pesi e altezze diversi è fondamentale per assicurarsi che il proprio corpo riceva i nutrienti necessari per ottimizzare le prestazioni sportive. Ogni individuo ha esigenze caloriche uniche che dipendono da vari fattori, tra cui peso, altezza, età, sesso e livello di attività fisica. Questa guida ti aiuterà a capire come personalizzare la tua dieta per soddisfare le tue specifiche esigenze.

Calcolo del Fabbisogno Calorico

Il primo passo per adattare la dieta è calcolare il tuo fabbisogno calorico giornaliero, ossia il numero di calorie necessarie per mantenere il peso attuale. Questo valore può essere determinato utilizzando l'equazione di Harris-Benedict, che stima il metabolismo basale (BMR) e poi lo moltiplica per un fattore di attività fisica.

Passo 1: Calcolo del Metabolismo Basale (BMR)

L'equazione di Harris-Benedict varia per uomini e donne:

- **Uomini:** BMR = 88.36 + (13.4 × peso in kg) + (4.8 × altezza in cm) - (5.7 × età in anni)
- **Donne:** BMR = 447.6 + (9.2 × peso in kg) + (3.1 × altezza in cm) - (4.3 × età in anni)

Passo 2: Fattore di Attività Fisica

Moltiplica il tuo BMR per un fattore di attività fisica per ottenere il fabbisogno calorico totale:

- Sedentario (poco o nessun esercizio): BMR × 1.2
- Leggermente attivo (esercizio leggero/sportivo 1-3 giorni a settimana): BMR × 1.375
- Moderatamente attivo (esercizio moderato/sportivo 3-5 giorni a settimana): BMR × 1.55
- Molto attivo (esercizio intenso/sportivo 6-7 giorni a settimana): BMR × 1.725
- Estremamente attivo (lavoro fisico molto pesante/esercizio molto intenso): BMR × 1.9

Esempio di Calcolo

Per un uomo di 30 anni, alto 180 cm, che pesa 75 kg e ha un livello di attività moderato:

1. Calcolo del BMR:
   - BMR = 88.36 + (13.4 × 75) + (4.8 × 180) - (5.7 × 30)
   - BMR = 88.36 + 1005 + 864 - 171
   - BMR = 1786.36
2. Calcolo del fabbisogno calorico totale:
   - Fabbisogno calorico = BMR × 1.55
   - Fabbisogno calorico = 1786.36 × 1.55
   - Fabbisogno calorico = 2768.86 kcal al giorno

Personalizzazione dei Macronutrienti

Una volta determinato il fabbisogno calorico totale, il passo successivo è distribuire queste calorie tra i macronutrienti: proteine, carboidrati e grassi. Una buona distribuzione per gli atleti è:

- **Proteine:** 15-25% delle calorie totali
- **Carboidrati:** 45-65% delle calorie totali
- **Grassi:** 20-35% delle calorie totali

Esempio di Distribuzione

Supponiamo che il fabbisogno calorico totale sia di 2768 kcal:

1. **Proteine:** 20% delle calorie
   - Calorie dalle proteine: 2768 × 0.20 = 554 kcal
   - Grammi di proteine: 554 ÷ 4 = 138.5 g
2. **Carboidrati:** 55% delle calorie
   - Calorie dai carboidrati: 2768 × 0.55 = 1522.4 kcal
   - Grammi di carboidrati: 1522.4 ÷ 4 = 380.6 g
3. **Grassi:** 25% delle calorie
   - Calorie dai grassi: 2768 × 0.25 = 692 kcal
   - Grammi di grassi: 692 ÷ 9 = 76.9 g

Considerazioni Speciali

Differenze di Altezza e Peso

- **Persone più alte e/o più pesanti:** Necessitano generalmente di un apporto calorico maggiore. È importante monitorare il peso e regolare l'apporto calorico in base alle variazioni del peso corporeo e dell'attività fisica.
- **Persone più basse e/o più leggere:** Richiedono meno calorie. Tuttavia, è essenziale assicurarsi che la qualità dei nutrienti sia alta per sostenere l'attività fisica e il recupero.

Adattamenti per Obiettivi Specifici

- **Per la riduzione del grasso corporeo:** Riduci le calorie totali di circa 500 kcal al giorno, assicurandoti di mantenere un adeguato apporto di proteine per preservare la massa muscolare.
- **Per l'aumento di massa muscolare:** Aumenta l'apporto calorico di circa 300-500 kcal al giorno, focalizzandoti su proteine e carboidrati per supportare la crescita muscolare e il recupero.

Monitoraggio e Regolazione

È importante monitorare regolarmente il tuo peso, la composizione corporea e le performance sportive per fare eventuali aggiustamenti. Ogni corpo risponde in modo diverso, quindi è essenziale essere flessibili e pronti a modificare l'apporto calorico e la distribuzione dei macronutrienti in base ai risultati osservati.

Adattare la dieta a diverse pesi e altezze richiede un approccio personalizzato e attento. Con le informazioni e gli strumenti forniti in questo libro, sei pronto per creare un piano alimentare che massimizzi il tuo potenziale atletico e supporti i tuoi obiettivi di salute e performance. Buona fortuna nel tuo percorso e ricorda che la chiave del successo è la costanza e la capacità di ascoltare il proprio corpo.

Parte 2: "Piatti Vincenti: Ricette e Piani per Atleti"

Hai appena completato un viaggio approfondito nel mondo della nutrizione sportiva. Abbiamo esplorato insieme i fondamenti essenziali, dal ruolo cruciale dei macronutrienti e micronutrienti, all'importanza del timing dei nutrienti, fino alle strategie di recupero e gestione del peso. Ora sei armato di conoscenze teoriche solide e di una maggiore consapevolezza su come il cibo possa influenzare le tue prestazioni atletiche.

Ma la teoria, da sola, non basta. È il momento di mettere in pratica ciò che hai imparato. La seconda parte di questo libro, "Piatti Vincenti: Ricette e Piani per Atleti", ti guiderà nella realizzazione di pasti e snack che non solo delizieranno il tuo palato, ma sosterranno e potenzieranno il tuo corpo in ogni momento della giornata. Dalla colazione alla cena, dagli spuntini agli shake post-allenamento, ogni ricetta è pensata per offrirti il massimo nutrimento e la migliore performance.

Preparati a trasformare la tua cucina in un laboratorio di nutrizione sportiva. Benvenuto nella seconda parte del tuo viaggio verso un'alimentazione che esalta le tue capacità atletiche e ti aiuta a raggiungere i tuoi obiettivi. Buona lettura e buon appetito!

Capitolo 1: Colazione per Campioni

La colazione, considerata da molti il pasto più importante della giornata, assume un ruolo cruciale per gli atleti. Offrire il giusto mix di nutrienti può impostare la giornata per il successo, sia nelle giornate di allenamento sia in quelle di recupero. Le ricette qui presentate sono progettate per supportare l'aumento della massa muscolare e la riduzione del grasso corporeo, fornendo un equilibrio ottimale tra proteine, grassi e carboidrati.

1. Frullato Proteico Rinforzato

Tempo di Preparazione: 5 minuti
Porzioni: 1
Tempo di cottura: 0 minuti

Fattori Nutrizionali:

- Calorie: 500 kcal
- Proteine: 30g
- Grassi: 15g
- Carboidrati: 55g

Ingredienti:

- 1 banana
- 150g di yogurt greco
- 30g di proteine del siero del latte al cioccolato
- 1 cucchiaio di burro di mandorle
- 200 ml di latte di mandorla
- 1 cucchiaio di semi di chia

Preparazione:

1. Frullare tutti gli ingredienti fino a ottenere un composto omogeneo.
2. Servire immediatamente per una colazione ricca di energia e proteine.

2. Omelette agli Spinaci e Feta

Tempo di Preparazione: 10 minuti
Porzioni: 1

Tempo di cottura: 4 minuti

Fattori Nutrizionali:

- Calorie: 400 kcal
- Proteine: 35g
- Grassi: 25g
- Carboidrati: 10g

Ingredienti:

- 3 uova intere
- 50g di spinaci freschi
- 30g di feta sbriciolata
- 1 cucchiaino di olio d'oliva
- Sale e pepe q.b.

Preparazione:

1. Scaldare l'olio in una padella antiaderente.
2. Aggiungere gli spinaci fino a quando non si appassiscono.
3. Sbattere le uova con sale e pepe e versarle sugli spinaci.
4. Aggiungere la feta.
5. Cuocere per 3-4 minuti.
6. Servire calda.

3. Pancakes Proteici

Tempo di Preparazione: 15 minuti
Porzioni: 2
Tempo di cottura: **6** minuti

Fattori Nutrizionali:

- Calorie: 350 kcal per porzione
- Proteine: 30g
- Grassi: 10g
- Carboidrati: 40g

- 100g di farina d'avena
- 1 banana schiacciata
- 2 uova
- 50g di yogurt greco
- 1/2 cucchiaino di lievito in polvere
- 1 cucchiaio di sciroppo d'acero
- Olio di cocco per cottura

Preparazione:

1. Mescolare tutti gli ingredienti fino a ottenere un impasto omogeneo.
2. Riscaldare un po' di olio di cocco in una padella.
3. Cuocere i pancakes su entrambi i lati fino a doratura.
4. Servire con sciroppo d'acero.

4. Toast di Avocado e Uovo in Camicia

Tempo di Preparazione: 15 minuti
Porzioni: 1
Tempo di cottura: 4 minuti

Fattori Nutrizionali:

- Calorie: 400 kcal
- Proteine: 20g
- Grassi: 30g
- Carboidrati: 30g

Ingredienti:

- 2 fette di pane integrale tostato
- 1 avocado maturo schiacciato
- 2 uova in camicia
- Sale, pepe e peperoncino q.b.

Preparazione:

1. Preparare le uova in camicia.
2. Spalmare l'avocado sul pane tostato.
3. Posizionare sopra le uova.
4. Condire con sale, pepe e peperoncino.

5. Porridge di Quinoa e Mirtilli

Tempo di Preparazione: 20 minuti

Porzioni: 1

Tempo di cottura: 15 minuti

Fattori Nutrizionali:

- Calorie: 350 kcal
- Proteine: 15g
- Grassi: 5g
- Carboidrati: 60g

Ingredienti:

- 50g di quinoa
- 200 ml di latte di mandorla
- 1 cucchiaio di semi di chia
- 50g di mirtilli freschi
- 1 cucchiaino di miele

Preparazione:

1. Cuocere la quinoa nel latte fino a quando non è morbida e cremosa.
2. Aggiungere i semi di chia e lasciare riposare per 5 minuti.
3. Servire con mirtilli e miele.

6. Muesli Ricco di Proteine

Tempo di Preparazione: 5 minuti

Porzioni: 1

Tempo di cottura: 0 minuti

Fattori Nutrizionali:

- Calorie: 450 kcal
- Proteine: 25g
- Grassi: 15g
- Carboidrati: 60g

Ingredienti:

- 50g di muesli senza zuccheri aggiunti
- 200g di yogurt greco
- 1 manciata di mandorle tritate
- 1 manciata di bacche fresche (mirtilli, lamponi, fragole)
- 1 cucchiaio di semi di lino

Preparazione:

1. Mescolare il muesli con lo yogurt greco.
2. Aggiungere le mandorle, le bacche e i semi di lino.
3. Servire fresco per una colazione equilibrata.

7. Smoothie Bowl di Spinaci e Proteine

Tempo di Preparazione: 10 minuti
Porzioni: 1
Tempo di cottura: 0 minuti

Fattori Nutrizionali:

- Calorie: 400 kcal
- Proteine: 30g
- Grassi: 10g
- Carboidrati: 50g

Ingredienti:

- 1 manciata di spinaci freschi
- 1 banana congelata

- 150g di yogurt greco
- 30g di proteine in polvere di vaniglia
- 50g di avena
- Topping: fette di banana, cocco grattugiato, semi di chia

Preparazione:

1. Frullare gli spinaci, la banana, lo yogurt e la proteina in polvere fino a ottenere un composto omogeneo.
2. Versare in una ciotola.
3. Guarnire con avena, banana a fette, cocco grattugiato e semi di chia.

8. Frittata di Chorizo e Patate Dolci

Tempo di Preparazione: 20 minuti
Porzioni: 2
Tempo di cottura: 10 minuti

Fattori Nutrizionali:

- Calorie: 500 kcal per porzione
- Proteine: 35g
- Grassi: 30g
- Carboidrati: 25g

Ingredienti:

- 4 uova
- 100g di chorizo, tagliato a cubetti
- 200g di patate dolci, tagliate a cubetti e precotte
- 1 cipolla piccola, affettata
- 1 peperone rosso, tagliato a strisce
- Sale e pepe q.b.
- 1 cucchiaino di olio d'oliva

Preparazione:

1. In una padella, soffriggere la cipolla e il peperone nell'olio d'oliva.

2. Aggiungere il chorizo e le patate dolci, cuocere per alcuni minuti.
3. Sbattere le uova con sale e pepe, versare nella padella.
4. Cuocere fino a quando le uova non sono completamente rapprese.
5. Servire calda.

9. Porridge di Avena e Chia al Cioccolato

Tempo di Preparazione: 15 minuti

Porzioni: 1

Tempo di cottura: 10 minuti

Fattori Nutrizionali:

- Calorie: 350 kcal
- Proteine: 15g
- Grassi: 10g
- Carboidrati: 50g

Ingredienti:

- 50g di fiocchi di avena
- 300 ml di latte di mandorla
- 1 cucchiaio di semi di chia
- 1 cucchiaio di cacao in polvere
- 1 cucchiaio di miele

Preparazione:

1. In un pentolino, portare a ebollizione il latte di mandorla.
2. Aggiungere l'avena e i semi di chia, ridurre il fuoco e lasciare cuocere fino a che non diventa cremoso.
3. Togliere dal fuoco, aggiungere il cacao e il miele.
4. Mescolare bene e servire caldo.

10. Wrap di Tacchino e Avocado

Tempo di Preparazione: 10 minuti
Porzioni: 1
Tempo di cottura: 0 minuti

Fattori Nutrizionali:

- Calorie: 400 kcal
- Proteine: 30g
- Grassi: 20g
- Carboidrati: 30g

Ingredienti:

- 1 wrap integrale
- 100g di petto di tacchino affettato
- 1/2 avocado, affettato
- Foglie di lattuga
- 2 cucchiai di salsa allo yogurt

Preparazione:

1. Disporre il wrap su un piatto e spalmare la salsa allo yogurt.
2. Aggiungere il tacchino, l'avocado e la lattuga.
3. Arrotolare il wrap con cura e tagliarlo a metà.
4. Servire immediatamente per una colazione ricca di proteine e grassi sani.

Capitolo 2: Pranzi Potenzianti

Il pranzo, come parte essenziale del piano alimentare di un atleta, dovrebbe fornire un equilibrio ottimale di nutrienti per sostenere la fase di recupero post-allenamento e la preparazione alla sessione successiva. Queste ricette sono pensate per massimizzare la sintesi muscolare e ottimizzare la perdita di grasso corporeo.

1. Insalata di Quinoa e Pollo

Tempo di Preparazione: 20 minuti

Porzioni: 1

Tempo di cottura: 0 minuti

Fattori Nutrizionali:

- Calorie: 600 kcal
- Proteine: 40g
- Grassi: 20g
- Carboidrati: 60g

Ingredienti:

- 100g di quinoa, cotta
- 150g di petto di pollo grigliato, a cubetti
- 1 avocado, a cubetti
- 100g di pomodorini, tagliati a metà
- 30g di foglie di spinaci freschi
- 1 cucchiaio di olio extravergine di oliva
- Succo di 1 limone
- Sale e pepe q.b.

Preparazione:

1. Mescolare tutti gli ingredienti in una grande ciotola.
2. Condire con olio, succo di limone, sale e pepe.
3. Servire fresca.

2. Salmone al Forno con Asparagi

Tempo di Preparazione: 30 minuti
Porzioni: 1
Tempo di cottura: 20 minuti

Fattori Nutrizionali

- Calorie: 500 kcal
- Proteine: 45g
- Grassi: 25g
- Carboidrati: 20g

Ingredienti:

- 200g di filetto di salmone
- 200g di asparagi, puliti
- 1 cucchiaio di olio extravergine di oliva
- Sale e pepe q.b.
- Limone a fette

Preparazione:

1. Preriscaldare il forno a 200°C.
2. Disporre il salmone e gli asparagi in una teglia foderata con carta da forno.
3. Condire con olio, sale e pepe e aggiungere qualche fetta di limone sopra il salmone.
4. Cuocere in forno per 20 minuti.
5. Servire caldo.

3. Tacos di Pollo e Avocado

Tempo di Preparazione: 25 minuti
Porzioni: 2
Tempo di cottura: 5 minuti

Fattori Nutrizionali:

- Calorie: 650 kcal per porzione
- Proteine: 40g

- Grassi: 30g
- Carboidrati: 50g

Ingredienti:

- 300g di petto di pollo, tagliato a striscioline
- 1 avocado, a cubetti
- 4 tortillas di mais
- 100g di lattuga tritata
- 100g di pomodori, tagliati a cubetti
- 1 cipolla piccola, tritata
- 1 cucchiaio di olio di oliva
- 1 lime, il succo
- Coriandolo, sale e pepe q.b.

Preparazione:

1. In una padella, scaldare l'olio e cuocere il pollo fino a doratura.
2. Condire con sale, pepe e succo di lime.
3. Riscaldare le tortillas.
4. Assemblare i tacos disponendo la lattuga, il pollo, l'avocado, i pomodori, la cipolla e il coriandolo.

4. Pasta integrale con Pollo e Pesto di Basilico

Tempo di Preparazione: 30 minuti
Porzioni: 2
Tempo di cottura: 10 minuti

Fattori Nutrizionali:

- Calorie: 550 kcal per porzione
- Proteine: 45g
- Grassi: 20g
- Carboidrati: 50g

Ingredienti:

- 150g di pasta integrale
- 200g di petto di pollo, a cubetti
- 2 cucchiai di pesto di basilico
- 50g di pomodorini, tagliati a metà
- 30g di formaggio grattugiato
- Sale e pepe q.b.

Preparazione:

1. Cuocere la pasta in acqua bollente salata secondo le istruzioni sulla confezione.
2. Nel frattempo, cuocere il pollo in una padella fino a doratura.
3. Scolare la pasta e mescolarla con il pesto, il pollo e i pomodorini.
4. Servire con il formaggio grattugiato sopra.

5. Insalata di Ceci e Tonno

Tempo di Preparazione: 15 minuti
Porzioni: 2
Tempo di cottura: 0 minuti

Fattori Nutrizionali:

- Calorie: 400 kcal per porzione
- Proteine: 30g
- Grassi: 15g
- Carboidrati: 40g

Ingredienti:

- 200g di ceci cotti
- 150g di tonno sott'olio, sgocciolato
- 50g di olive nere, snocciolate
- 1 cetriolo, a cubetti
- 30g di formaggio feta, sbriciolato
- 1 cucchiaio di olio extravergine di oliva
- Succo di 1 limone

- Origano secco, sale e pepe q.b.

Preparazione:

1. In una grande ciotola, mescolare i ceci, il tonno, le olive, il cetriolo e il formaggio feta.
2. Condire con olio, succo di limone, origano, sale e pepe.
3. Mescolare bene e servire.

6. Hamburger di Quinoa e Fagioli

Tempo di Preparazione: 40 minuti

Porzioni: 4

Tempo di cottura: 12 minuti

Fattori Nutrizionali:

- Calorie: 400 kcal per porzione
- Proteine: 20g
- Grassi: 15g
- Carboidrati: 40g

Ingredienti:

- 1 tazza di quinoa cotta
- 1 tazza di fagioli neri cotti
- 1 cipolla rossa, tritata finemente
- 2 spicchi d'aglio, tritati
- 1 cucchiaino di cumino
- 1 cucchiaino di paprika
- Sale e pepe q.b.
- 4 panini integrali
- Condimenti a piacere (lattuga, pomodoro, cetriolo, avocado)

Preparazione:

1. In una ciotola grande, schiacciare leggermente i fagioli con una forchetta.
2. Aggiungere la quinoa, la cipolla, l'aglio, il cumino, la paprika, il sale e il pepe.
3. Mescolare bene e formare 4 hamburger.

4. Cuocere gli hamburger su una griglia calda per 5-6 minuti per lato.
5. Servire nei panini integrali con condimenti a piacere.

7. Insalata di Quinoa e Verdure Grigliate

Tempo di Preparazione: 25 minuti
Porzioni: 2
Tempo di cottura: 0 minuti

Fattori Nutrizionali:

- Calorie: 450 kcal per porzione
- Proteine: 15g
- Grassi: 20g
- Carboidrati: 50g

Ingredienti:

- 1 tazza di quinoa cotta
- 1 peperone rosso, tagliato a strisce
- 1 zucchina, affettata
- 1 cipolla rossa, affettata
- 100g di pomodorini ciliegia
- 50g di feta, sbriciolata
- 2 cucchiai di olio d'oliva
- Succo di 1 limone
- Sale e pepe q.b.
- Erbe aromatiche fresche (prezzemolo, basilico, menta)

Preparazione:

1. Cuocere la quinoa secondo le istruzioni sulla confezione e lasciarla raffreddare.
2. In una griglia o padella antiaderente, grigliare le verdure fino a che sono tenere e leggermente dorati.
3. In una grande ciotola, mescolare la quinoa, le verdure grigliate, i pomodorini e la feta.
4. Condire con olio d'oliva, succo di limone, sale, pepe e erbe aromatiche fresche.
5. Mescolare bene e servire.

8. Wrap di Pollo alla Caesar

Tempo di Preparazione: 20 minuti
Porzioni: 2
Tempo di cottura: 0 minuti

Fattori Nutrizionali:

- Calorie: 500 kcal per porzione
- Proteine: 35g
- Grassi: 25g
- Carboidrati: 35g

Ingredienti:

- 2 tortillas integrali
- 200g di petto di pollo, cotto e tagliato a strisce
- Lattuga romana, lavata e strappata
- 30g di parmigiano grattugiato
- 2 cucchiai di salsa Caesar leggera
- Succo di limone
- Sale e pepe q.b.

Preparazione:

1. Scaldare le tortillas in una padella leggermente unta fino a che sono calde e flessibili.
2. Distribuire il petto di pollo, la lattuga e il parmigiano su ciascuna tortilla.
3. Condire con salsa Caesar, succo di limone, sale e pepe.
4. Arrotolare saldamente e tagliare a metà.
5. Servire subito.

9. Insalata di Pollo al Curry

Tempo di Preparazione: 25 minuti
Porzioni: 2
Tempo di cottura: 0 minuti

Fattori Nutrizionali:

- Calorie: 450 kcal per porzione
- Proteine: 30g
- Grassi: 20g
- Carboidrati: 35g

Ingredienti:

- 200g di petto di pollo, cotto e tagliato a dadini
- 2 tazze di lattuga mescolata
- 1 mela, tagliata a dadini
- 30g di mandorle affettate
- 2 cucchiai di yogurt greco
- 1 cucchiaino di curry in polvere
- Succo di 1/2 limone
- Sale e pepe q.b.

Preparazione:

1. In una ciotola grande, mescolare il pollo, la lattuga, la mela e le mandorle.
2. In un piccolo contenitore, mescolare lo yogurt greco, il curry, il succo di limone, il sale e il pepe.
3. Versare il condimento sull'insalata e mescolare bene.
4. Servire fresco.

10. Insalata Mediterranea di Ceci

Tempo di Preparazione: 15 minuti
Porzioni: 2
Tempo di cottura: 0 minuti

Fattori Nutrizionali:

- Calorie: 380 kcal per porzione
- Proteine: 15g
- Grassi: 20g
- Carboidrati: 35g

Ingredienti:

- 1 lattina di ceci, scolati e sciacquati
- 1 cetriolo, tagliato a dadini
- 1 peperone rosso, tagliato a dadini
- 50g di olive nere, affettate
- 50g di formaggio feta, sbriciolato
- 2 cucchiai di olio d'oliva
- Succo di 1/2 limone
- Sale e pepe q.b.
- Origano secco

Preparazione:

1. In una ciotola grande, mescolare i ceci, il cetriolo, il peperone, le olive e il formaggio feta.
2. Condire con olio d'oliva, succo di limone, sale, pepe e origano secco.
3. Mescolare bene e servire.

11. Pollo alla Griglia con Verdure

Tempo di Preparazione: 30 minuti
Porzioni: 2
Tempo di cottura: 15 minuti

Fattori Nutrizionali:

- Calorie: 420 kcal per porzione
- Proteine: 40g
- Grassi: 20g
- Carboidrati: 20g

Ingredienti:

- 2 petti di pollo, marinati con succo di limone, aglio, origano e pepe nero
- 1 zucchina, tagliata a fette sottili
- 1 peperone giallo, tagliato a strisce
- 1 cipolla rossa, tagliata a spicchi
- 2 cucchiai di olio d'oliva

- Sale e pepe q.b.
- Erbe aromatiche fresche (rosmarino, timo)

Preparazione:

1. Grigliare il pollo marinato su una griglia ben calda fino a cottura completa.
2. Nel frattempo, grigliare le verdure condite con olio d'oliva, sale, pepe e erbe aromatiche.
3. Servire il pollo con le verdure grigliate.

12. Bowl di Riso Integrale e Salmone

Tempo di Preparazione: 30 minuti
Porzioni: 2
Tempo di cottura: 10 minuti

Fattori Nutrizionali:

- Calorie: 550 kcal per porzione
- Proteine: 30g
- Grassi: 25g
- Carboidrati: 45g

Ingredienti:

- 200g di filetto di salmone fresco
- 1 tazza di riso integrale cotto
- 1 avocado, tagliato a fette
- 1 carota, julienne
- 1/2 cetriolo, affettato
- 2 cucchiai di salsa di soia ridotta di sodio
- 1 cucchiaio di aceto di riso
- 1 cucchiaino di miele
- Semi di sesamo tostati

Preparazione:

1. Cuocere il salmone su una padella antiaderente fino a cottura desiderata.
2. In una ciotola, disporre il riso integrale, il salmone, l'avocado, la carota e il cetriolo.

3. In un piccolo contenitore, mescolare la salsa di soia, l'aceto di riso e il miele.
4. Versare il condimento sul bowl e spolverare con semi di sesamo tostati.

13. Wrap di Tacchino e Avocado

Tempo di Preparazione: 15 minuti
Porzioni: 2
Tempo di cottura: 0 minuti

Fattori Nutrizionali:

- Calorie: 380 kcal per porzione
- Proteine: 25g
- Grassi: 15g
- Carboidrati: 35g

Ingredienti:

- 200g di petto di tacchino affettato
- 1 avocado maturo, schiacciato
- 4 foglie di lattuga
- 1 pomodoro, affettato
- 4 fette di formaggio svizzero
- 2 tortillas integrali
- Sale e pepe q.b.

Preparazione:

1. Spalmare l'avocado schiacciato sulle tortillas integrali.
2. Aggiungere il tacchino affettato, le foglie di lattuga, il pomodoro e il formaggio.
3. Condire con sale e pepe.
4. Arrotolare le tortillas e tagliarle a metà prima di servire.

14. Pasta Integrale con Pesto di Pomodori Secchi e Pollo

Tempo di Preparazione: 20 minuti
Porzioni: 2
Tempo di cottura: 10 minuti

Fattori Nutrizionali:

- Calorie: 480 kcal per porzione
- Proteine: 30g
- Grassi: 20g
- Carboidrati: 45g

Ingredienti:

- 150g di pasta integrale, cotta al dente
- 200g di petto di pollo, tagliato a dadini e cotto
- 50g di pomodori secchi sott'olio
- 2 cucchiai di pesto di basilico
- 2 cucchiai di parmigiano grattugiato
- Peperoncino rosso tritato (opzionale)

Preparazione:

1. In una padella, scaldare il pesto di basilico e aggiungere i pomodori secchi tagliati a pezzetti.
2. Aggiungere il pollo cotto e la pasta integrale.
3. Mescolare bene fino a quando tutti gli ingredienti sono ben combinati.
4. Servire con una spolverata di parmigiano grattugiato e peperoncino rosso tritato se desiderato.

15. Insalata di Quinoa e Verdure Grigliate

Tempo di Preparazione: 25 minuti
Porzioni: 2
Tempo di cottura: 0 minuti

Fattori Nutrizionali:

- Calorie: 420 kcal per porzione
- Proteine: 15g
- Grassi: 15g
- Carboidrati: 60g

Ingredienti:

- 1 tazza di quinoa, cotta

- 1 zucchina, tagliata a fette lunghe
- 1 peperone rosso, tagliato a strisce
- 1 carota, julienne
- 1 cipolla rossa, affettata
- 2 cucchiai di olio d'oliva
- Succo di 1 limone
- Sale e pepe q.b.
- Prezzemolo fresco tritato

Preparazione:

1. Grigliare le verdure con un filo d'olio d'oliva fino a quando sono tenere e leggermente carbonizzate.
2. In una ciotola grande, combinare la quinoa cotta con le verdure grigliate.
3. Condire con succo di limone, olio d'oliva, sale, pepe e prezzemolo tritato.
4. Mescolare bene e servire.

Capitolo 3: Cene Rigenerative

1. Salmone al Forno con Verdure Arrostite

Tempo di Preparazione: 30 minuti
Porzioni: 2
Tempo di cottura: 35 minuti

Fattori Nutrizionali:

- Calorie: 380 kcal per porzione
- Proteine: 30g
- Grassi: 20g
- Carboidrati: 25g

Ingredienti:

- 2 filetti di salmone
- 1 zucchina, tagliata a fette
- 1 peperone rosso, tagliato a strisce
- 1 carota, tagliata a rondelle sottili
- 1 cucchiaio di olio d'oliva
- Sale e pepe q.b.
- Erbe aromatiche fresche (rosmarino, timo, prezzemolo)

Preparazione:

1. Preriscaldare il forno a 200°C. Disporre le verdure su una teglia da forno, condire con olio d'oliva, sale, pepe e erbe aromatiche.
2. Cuocere le verdure in forno per circa 20 minuti o fino a quando sono morbide e leggermente dorati.
3. Nel frattempo, condire i filetti di salmone con sale e pepe e disporli sulla teglia con le verdure.
4. Cuocere il salmone in forno per circa 15 minuti o fino a quando è cotto uniformemente.
5. Servire il salmone con le verdure arrostite e gustare.

2. Insalata di Quinoa e Ceci

Tempo di Preparazione: 20 minuti

Porzioni: 2

Tempo di cottura: 0 minuti

Fattori Nutrizionali:

- Calorie: 420 kcal per porzione
- Proteine: 15g
- Grassi: 10g
- Carboidrati: 65g

Ingredienti:

- 1 tazza di quinoa, cotta
- 1 tazza di ceci cotti
- 1 pomodoro, tagliato a dadini
- 1 cetriolo, tagliato a dadini
- 1 peperone giallo, tagliato a dadini
- 2 cucchiai di olio d'oliva
- Succo di 1 limone
- Sale e pepe q.b.
- Prezzemolo fresco tritato

Preparazione:

1. In una ciotola grande, combinare la quinoa cotta con i ceci, il pomodoro, il cetriolo e il peperone.
2. Condire l'insalata con olio d'oliva, succo di limone, sale, pepe e prezzemolo tritato.
3. Mescolare bene e servire come contorno o piatto principale.

3. Frittata alle Erbe con Spinaci e Pomodori

Tempo di Preparazione: 25 minuti

Porzioni: 2

Tempo di cottura: 10-15 minuti

Fattori Nutrizionali:

- Calorie: 320 kcal per porzione

- Proteine: 20g
- Grassi: 15g
- Carboidrati: 25g

Ingredienti:

- 4 uova
- 100g di spinaci freschi
- 1 pomodoro, tagliato a dadini
- 1 cipolla, affettata
- 2 cucchiai di latte
- 1 cucchiaio di olio d'oliva
- Sale e pepe q.b.
- Erbe aromatiche fresche (basilico, prezzemolo, timo)

Preparazione:

1. In una padella antiaderente, scaldare l'olio d'oliva e aggiungere la cipolla. Cuocere fino a quando diventa trasparente.
2. Aggiungere gli spinaci freschi e cuocere fino a quando si appassiscono leggermente.
3. In una ciotola, sbattere le uova con il latte, il sale, il pepe e le erbe aromatiche fresche tritate.
4. Versare il composto di uova nella padella con gli spinaci e la cipolla.
5. Distribuire uniformemente i pomodori tagliati a dadini sulla superficie della frittata.
6. Cuocere a fuoco medio-basso fino a quando la frittata è completamente cotta e dorata sui bordi.
7. Servire calda o fredda, a seconda delle preferenze.

4. Pollo al Limone e Timo con Orzo e Broccoli

Tempo di Preparazione: 35 minuti
Porzioni: 2
Tempo di cottura: 20-25 minuti

Fattori Nutrizionali:

- Calorie: 460 kcal per porzione
- Proteine: 38g

- Grassi: 12g
- Carboidrati: 50g

Ingredienti:

- 300g di petto di pollo
- 1 limone, succo e scorza
- 2 cucchiai di olio d'oliva
- 1 cucchiaino di timo fresco
- 150g di orzo perlato
- 200g di broccoli, tagliati a piccoli fiori
- Sale e pepe q.b.

Preparazione:

1. Marinate il pollo con olio, succo e scorza di limone, timo, sale e pepe per almeno 30 minuti.
2. In una pentola, cuocere l'orzo in acqua bollente salata seguendo le istruzioni sulla confezione.
3. In una padella, cuocere il pollo marinato fino a doratura e cottura completa.
4. Negli ultimi 5 minuti di cottura dell'orzo, aggiungere i broccoli alla pentola.
5. Scolare l'orzo e i broccoli, servire con il pollo grigliato sopra.

5. Risotto ai Funghi e Spinaci

Tempo di Preparazione: 40 minuti
Porzioni: 2
Tempo di cottura: 18-20 minuti

Fattori Nutrizionali:

- Calorie: 420 kcal per porzione
- Proteine: 12g
- Grassi: 15g
- Carboidrati: 60g

Ingredienti:

- 200g di riso Arborio
- 300g di funghi, affettati

- 100g di spinaci freschi
- 1 cipolla piccola, tritata
- 2 cucchiai di olio d'oliva
- 1/2 bicchiere di vino bianco
- 800ml di brodo vegetale
- 30g di parmigiano grattugiato
- Sale e pepe q.b.

Preparazione:

1. In una casseruola, scaldare l'olio e soffriggere la cipolla fino a trasparenza.
2. Aggiungere il riso e tostarlo leggermente. Sfumare con il vino bianco.
3. Aggiungere i funghi e cuocere per alcuni minuti.
4. Aggiungere gradualmente il brodo, mescolando continuamente, fino a completa cottura del riso.
5. Negli ultimi minuti, aggiungere gli spinaci e il parmigiano. Condire con sale e pepe.
6. Servire caldo, guarnito con un po' di parmigiano extra.

6. Bistecca di Manzo con Purea di Pastinaca

Tempo di Preparazione: 40 minuti
Porzioni: 2
Tempo di cottura: 7-8 minuti per la bistecca, 20 minuti per la purea

Fattori Nutrizionali:

- Calorie: 550 kcal per porzione
- Proteine: 40g
- Grassi: 30g
- Carboidrati: 30g

Ingredienti:

- 2 bistecche di manzo (circa 200g ciascuna)
- 300g di pastinache, pelate e tagliate a cubi
- 2 cucchiai di burro
- Sale e pepe q.b.

- Rosmarino fresco

Preparazione:

1. Condire le bistecche con sale, pepe e rosmarino tritato. Lasciar riposare mentre si prepara la purea.
2. Cuocere le pastinache in acqua bollente salata fino a quando sono molto tenere.
3. Scolare e schiacciare con burro fino a ottenere una purea liscia. Condire con sale e pepe.
4. Grigliare le bistecche a fuoco medio-alto per 3-4 minuti per lato o fino alla cottura desiderata.
5. Servire le bistecche con la purea di pastinaca al fianco.

7. Zuppa di Lenticchie e Verdure

Tempo di Preparazione: 45 minuti
Porzioni: 2
Tempo di cottura: 30 minuti

Fattori Nutrizionali:

- Calorie: 350 kcal per porzione
- Proteine: 18g
- Grassi: 5g
- Carboidrati: 55g

Ingredienti:

- 200g di lenticchie, sciacquate
- 1 carota, tagliata a dadini
- 1 sedano, tagliato a dadini
- 1 cipolla, tritata
- 2 spicchi d'aglio, tritati
- 1 litro di brodo vegetale
- 1 cucchiaio di olio d'oliva
- 1 cucchiaino di paprika
- Sale e pepe q.b.

Preparazione:

1. In una pentola grande, scaldare l'olio d'oliva e soffriggere la cipolla, il sedano, la carota e l'aglio fino a quando non sono morbidi.
2. Aggiungere le lenticchie, il brodo e la paprika.
3. Portare a ebollizione, ridurre il calore e cuocere a fuoco lento per circa 30 minuti o fino a quando le lenticchie sono tenere.
4. Condire con sale e pepe a piacimento.
5. Servire la zuppa calda, accompagnata da crostini di pane integrale.

8. Risotto al Salmone e Asparagi

Tempo di Preparazione: 30 minuti
Porzioni: 2
Tempo di cottura: 18-20 minuti

Fattori Nutrizionali:

- Calorie: 500 kcal per porzione
- Proteine: 30g
- Grassi: 20g
- Carboidrati: 50g

Ingredienti:

- 150g di riso Arborio
- 200g di filetto di salmone, a cubetti
- 100g di asparagi, tagliati a pezzi
- 1 cipolla piccola, tritata
- 2 cucchiai di olio d'oliva
- 1/2 bicchiere di vino bianco
- 750ml di brodo di pesce
- 30g di parmigiano grattugiato
- Sale e pepe q.b.

Preparazione:

1. In una padella larga, scaldare l'olio d'oliva e soffriggere la cipolla fino a trasparenza.
2. Aggiungere il riso e tostarlo leggermente. Sfumare con il vino bianco.
3. Aggiungere gradualmente il brodo di pesce, un mestolo alla volta, fino a completa cottura del riso.
4. A metà cottura, aggiungere i pezzi di asparagi e salmone.
5. Una volta cotto, spegnere il fuoco e mantecare con parmigiano.
6. Servire il risotto caldo, condendo con pepe nero macinato fresco.

9. Polenta con Ragù di Funghi e Erbe

Tempo di Preparazione: 40 minuti
Porzioni: 2
Tempo di cottura: 30 minuti per la polenta, 10-15 minuti per il ragù

Fattori Nutrizionali:

- Calorie: 450 kcal per porzione
- Proteine: 15g
- Grassi: 15g
- Carboidrati: 60g

Ingredienti:

- 150g di polenta
- 300g di funghi misti, affettati
- 1 cucchiaio di timo fresco
- 2 cucchiai di olio d'oliva
- 1 spicchio d'aglio, tritato
- 400ml di brodo vegetale
- Sale e pepe q.b.

Preparazione:

1. Preparare la polenta seguendo le istruzioni sulla confezione con il brodo vegetale.
2. In una padella, scaldare l'olio d'oliva e soffriggere l'aglio fino a doratura.

3. Aggiungere i funghi e il timo, cuocere fino a quando i funghi non sono dorati e teneri.

4. Servire la polenta calda con sopra il ragù di funghi.

5. Condire con sale e pepe a piacimento.

10. Tofu al Sesamo con Verdure Saltate

Tempo di Preparazione: 25 minuti

Porzioni: 2

Tempo di cottura: 10-15 minuti

Fattori Nutrizionali:

- Calorie: 380 kcal per porzione
- Proteine: 25g
- Grassi: 15g
- Carboidrati: 30g

Ingredienti:

- 200g di tofu, tagliato a cubetti
- 2 cucchiai di semi di sesamo
- 2 cucchiai di salsa di soia
- 1 cucchiaio di miele
- 1 cucchiaio di olio di sesamo
- 200g di mix di verdure asiatiche (peperoni, broccoli, carote)
- 1 spicchio d'aglio, tritato
- 1 pezzetto di zenzero fresco, tritato

Preparazione:

1. In una ciotola, marinare il tofu con salsa di soia, miele, e olio di sesamo per almeno 15 minuti.

2. In una padella antiaderente, tostare i semi di sesamo fino a doratura e metterli da parte.

3. In quella stessa padella, scaldare un filo di olio di sesamo e aggiungere l'aglio e lo zenzero. Soffriggere brevemente.

4. Aggiungere il tofu e marinata, cuocere fino a quando il tofu è dorato.

5. Aggiungere le verdure e saltare fino a cottura desiderata.

6. Servire il tofu e verdure spolverando con semi di sesamo tostati.

11. Merluzzo al Cartoccio con Pomodorini e Olive

Tempo di Preparazione: 30 minuti

Porzioni: 2

Tempo di cottura: 20 minuti

Fattori Nutrizionali:

- Calorie: 320 kcal per porzione
- Proteine: 30g
- Grassi: 12g
- Carboidrati: 20g

Ingredienti:

- 2 filetti di merluzzo (circa 150g ciascuno)
- 100g di pomodorini, tagliati a metà
- 50g di olive nere, snocciolate
- 2 cucchiai di olio d'oliva
- 1 limone, il succo
- Prezzemolo fresco tritato
- Sale e pepe q.b.

Preparazione:

1. Preriscaldare il forno a 200°C.
2. Preparare due fogli di carta da forno. Sul centro di ciascun foglio, disporre un filetto di merluzzo.
3. Condire ogni filetto con sale, pepe, succo di limone e un filo d'olio.
4. Distribuire i pomodorini e le olive attorno al pesce.
5. Chiudere bene i cartocci e cuocere in forno per circa 20 minuti.
6. Aprire i cartocci, cospargere con prezzemolo fresco tritato e servire immediatamente.

12. Spiedini di Pollo al Curry con Couscous

Tempo di Preparazione: 30 minuti

Porzioni: 2

Tempo di cottura: 10-15 minuti per gli spiedini, 5 minuti per il couscous

Fattori Nutrizionali:

- Calorie: 450 kcal per porzione
- Proteine: 35g
- Grassi: 15g
- Carboidrati: 40g

Ingredienti:

- 300g di petto di pollo, tagliato a cubetti
- 2 cucchiai di pasta di curry
- 1 cucchiaio di yogurt greco
- 150g di couscous
- 300ml di brodo di pollo
- 1 peperone rosso, tagliato a pezzi
- 1 cipolla, tagliata a pezzi
- 1 zucchina, tagliata a pezzi
- Olio d'oliva
- Sale e pepe q.b.

Preparazione:

1. Marinare il pollo con la pasta di curry e lo yogurt greco per almeno 20 minuti.
2. Preparare il couscous versando il brodo caldo sopra di esso, coprire e lasciare riposare per 5 minuti, poi sgranarlo con una forchetta.
3. Infilar su spiedini alternando pezzi di pollo, peperone, cipolla e zucchina.
4. Grigliare gli spiedini su una griglia calda, girandoli fino a cottura completa del pollo.
5. Servire gli spiedini su un letto di couscous, condire con olio d'oliva, sale e pepe.

13. Bistecca di Manzo con Insalata di Rucola e Parmigiano

Tempo di Preparazione: 20 minuti

Porzioni: 2

Tempo di cottura: 6-8 minuti

Fattori Nutrizionali:

- Calorie: 500 kcal per porzione
- Proteine: 40g
- Grassi: 30g
- Carboidrati: 15g

Ingredienti:

- 2 bistecca di manzo (circa 200g ciascuna)
- 100g di rucola
- 30g di scaglie di parmigiano
- 2 cucchiai di aceto balsamico
- 3 cucchiai di olio extravergine di oliva
- Sale e pepe q.b.

Preparazione:

1. Condire le bistecche con sale e pepe.
2. Scaldare una griglia o padella e cuocere le bistecche 3-4 minuti per lato o a piacere.
3. Nel frattempo, preparare l'insalata mescolando rucola, scaglie di parmigiano, aceto balsamico, e olio d'oliva.
4. Servire le bistecche affettate sopra l'insalata.

14. Casseruola di Tacchino e Verdure

Tempo di Preparazione: 45 minuti

Porzioni: 2

Tempo di cottura: 30 minuti

Fattori Nutrizionali:

- Calorie: 400 kcal per porzione
- Proteine: 35g
- Grassi: 15g

- Carboidrati: 30g

Ingredienti:

- 300g di tacchino macinato
- 1 zucchina, tagliata a cubetti
- 1 peperone rosso, tagliato a cubetti
- 1 cipolla, tritata
- 2 spicchi d'aglio, tritati
- 400g di pomodori pelati in scatola
- 1 cucchiaio di erbe aromatiche miste (basilico, timo, rosmarino)
- 2 cucchiai di olio d'oliva
- Sale e pepe q.b.

Preparazione:

1. In una casseruola, scaldare l'olio e soffriggere la cipolla e l'aglio fino a doratura.
2. Aggiungere il tacchino macinato e cuocere fino a doratura.
3. Aggiungere zucchina, peperone, pomodori pelati e erbe aromatiche.
4. Lasciare cuocere a fuoco lento per circa 30 minuti.
5. Condire con sale e pepe, servire caldo.

15. Filetto di Orata al Forno con Patate

Tempo di Preparazione: 50 minuti
Porzioni: 2
Tempo di cottura: 35-40 minuti

Fattori Nutrizionali:

- Calorie: 380 kcal per porzione
- Proteine: 30g
- Grassi: 10g
- Carboidrati: 40g

Ingredienti:

- 2 filetti di orata (circa 150g ciascuno)

- 300g di patate, tagliate a cubetti
- 2 cucchiai di olio d'oliva
- 1 limone, il succo
- Prezzemolo fresco tritato
- Sale e pepe q.b.

Preparazione:

1. Preriscaldare il forno a 200°C.
2. Disporre i filetti di orata e le patate in una teglia rivestita con carta da forno.
3. Condire con olio, succo di limone, sale, pepe e cospargere con il prezzemolo.
4. Infornare per circa 35-40 minuti, fino a quando le patate sono dorate e il pesce è cotto.
5. Servire caldo, garantendo un pasto ricco di proteine e carboidrati complessi.

Capitolo 4: Energia Pre-Workout

I pasti consumati prima dell'allenamento sono essenziali per massimizzare le prestazioni e ottimizzare la sintesi proteica e la riduzione del grasso corporeo. Queste ricette sono studiate per fornire un equilibrio ideale di carboidrati a digestione rapida e proteine per energizzare l'allenamento.

1. Smoothie Energetico alla Banana e Avena

Tempo di Preparazione: 5 minuti
Porzioni: 1
Tempo di cottura: 0 minuti

Fattori Nutrizionali:

- Calorie: 350 kcal
- Proteine: 15g
- Grassi: 5g
- Carboidrati: 60g

Ingredienti:

- 1 banana matura
- 40g di fiocchi di avena
- 250ml di latte di mandorla
- 1 scoop di proteine del siero del latte, vaniglia
- 1 cucchiaino di miele

Preparazione:

1. Mettere tutti gli ingredienti in un frullatore.
2. Frullare fino a ottenere un composto omogeneo e cremoso.
3. Servire immediatamente per un boost di energia pre-allenamento.

2. Toast con Avocado e Uovo

Tempo di Preparazione: 10 minuti
Porzioni: 1
Tempo di cottura: 3-5 minuti per l'uovo

Fattori Nutrizionali:

- Calorie: 300 kcal
- Proteine: 12g
- Grassi: 15g
- Carboidrati: 30g

Ingredienti:

- 2 fette di pane integrale
- 1/2 avocado
- 1 uovo
- Sale e pepe q.b.

Preparazione:

1. Tostare le fette di pane.
2. Friggere l'uovo secondo la preferenza personale.
3. Schiacciare l'avocado sul pane tostato, aggiungere sale e pepe.
4. Posizionare l'uovo sopra l'avocado.
5. Consumare 30-45 minuti prima dell'allenamento per un carico di energia.

3. Frullato di Mirtilli e Yogurt Greco

Tempo di Preparazione: 5 minuti
Porzioni: 1
Tempo di cottura: 0 minuti

Fattori Nutrizionali:

- Calorie: 280 kcal
- Proteine: 20g

- Grassi: 3g
- Carboidrati: 45g

Ingredienti:

- 150g di mirtilli freschi o congelati
- 150g di yogurt greco
- 1 cucchiaio di miele
- 100ml di acqua o latte di mandorla

Preparazione:

1. Mettere tutti gli ingredienti nel frullatore.
2. Frullare fino a ottenere una consistenza liscia.
3. Servire per una ricarica rapida di nutrienti prima dell'allenamento.

4. Barrette Energetiche Fatte in Casa

Tempo di Preparazione: 20 minuti (più tempo di riposo)
Porzioni: 8
Tempo di cottura: 0 minuti (tempo di riposo in frigorifero 2 ore)

Fattori Nutrizionali:

- Calorie: 200 kcal per barretta
- Proteine: 10g
- Grassi: 8g
- Carboidrati: 25g

Ingredienti:

- 100g di fiocchi di avena
- 50g di proteine in polvere al cioccolato
- 50g di burro di mandorle
- 30g di miele
- 50g di mirtilli secchi
- 50g di semi di chia

Preparazione:

1. In una ciotola, mescolare tutti gli ingredienti fino a ottenere un composto omogeneo.
2. Versare il composto in una teglia rivestita di carta da forno e premere bene.
3. Lasciare riposare in frigorifero per almeno 2 ore.
4. Tagliare in barrette e conservare in frigorifero fino al momento del consumo.

5. Pancake di Banana e Proteine

Tempo di Preparazione: 15 minuti
Porzioni: 2
Tempo di cottura: 3-5 minuti per lato

Fattori Nutrizionali:

- Calorie: 250 kcal per porzione
- Proteine: 20g
- Grassi: 5g
- Carboidrati: 35g

Ingredienti:

- 2 banane mature, schiacciate
- 2 uova
- 50g di proteine in polvere al cioccolato
- 1 cucchiaino di lievito in polvere
- Olio di cocco per cottura

Preparazione:

1. In una ciotola, mescolare le banane schiacciate con le uova e la proteina in polvere.
2. Aggiungere il lievito e mescolare fino a ottenere un impasto omogeneo.
3. Scaldare un po' di olio di cocco in una padella e cuocere i pancake a fuoco medio fino a quando non sono dorati da entrambi i lati.
4. Servire caldi, ideali per una colazione pre-allenamento ricca di energia.

6. Porridge di Avena e Cocco

Tempo di Preparazione: 10 minuti
Porzioni: 1
Tempo di cottura: 5-10 minuti

Fattori Nutrizionali:

- Calorie: 350 kcal
- Proteine: 12g
- Grassi: 10g
- Carboidrati: 50g

Ingredienti:

- 50g di fiocchi di avena
- 250ml di latte di cocco
- 1 cucchiaio di sciroppo d'acero
- 1 cucchiaio di cocco disidratato
- 1/2 banana, a fette

Preparazione:

1. In una pentola, combinare la avena e il latte di cocco, portare a ebollizione.
2. Abbassare il fuoco e cuocere fino a che l'avena non diventa cremosa.
3. Trasferire l'avena in una ciotola e condire con sciroppo d'acero, cocco disidratato e banana a fette.
4. Consumare circa 30-60 minuti prima dell'allenamento per un rilascio di energia sostenuto.

7. Smoothie di Mango e Spinaci

Tempo di Preparazione: 5 minuti
Porzioni: 1
Tempo di cottura: 0 minuti

Fattori Nutrizionali:

- Calorie: 280 kcal

- Proteine: 10g
- Grassi: 3g
- Carboidrati: 50g

Ingredienti:

- 1 mango, pelato e tagliato
- 1 manciata di spinaci freschi
- 1 scoop di proteine in polvere al gusto neutro
- 200ml di acqua di cocco

Preparazione:

1. In un frullatore, combinare tutti gli ingredienti fino ad ottenere un smoothie liscio.
2. Servire subito per sfruttare al meglio i nutrienti energizzanti e le proteine per il supporto muscolare.

8. Mini Pancake di Patate Dolci

Tempo di Preparazione: 20 minuti
Porzioni: 2
Tempo di cottura: 3-4 minuti per lato

Fattori Nutrizionali:

- Calorie: 300 kcal per porzione
- Proteine: 8g
- Grassi: 10g
- Carboidrati: 45g

Ingredienti:

- 200g di patate dolci, bollite e schiacciate
- 2 uova
- 50g di farina integrale
- 1 cucchiaino di lievito in polvere
- Olio per cottura
- Sciroppo d'acero (opzionale)

Preparazione:

1. In una ciotola, mescolare le patate dolci schiacciate, le uova, la farina e il lievito.
2. Riscaldare un po' di olio in una padella e versare piccole porzioni dell'impasto, cuocendo i pancake da entrambi i lati.
3. Servire i pancake caldi con un filo di sciroppo d'acero se desiderato.

9. Toast di Salmone e Avocado

Tempo di Preparazione: 10 minuti

Porzioni: 1

Tempo di cottura: 0 minuti (solo tostatura del pane)

Fattori Nutrizionali:

- Calorie: 350 kcal
- Proteine: 18g
- Grassi: 20g
- Carboidrati: 25g

Ingredienti:

- 2 fette di pane integrale
- 1/2 avocado, schiacciato
- 50g di salmone affumicato
- Succo di 1/2 limone
- Sale e pepe q.b.

Preparazione:

1. Tostare il pane fino a che non diventa croccante.
2. Spalmare l'avocado sul pane, aggiungere il salmone affumicato sopra.
3. Condire con succo di limone, sale e pepe.
4. Consumare prima dell'allenamento per un apporto bilanciato di grassi, proteine e carboidrati.

10. Yogurt Greco con Miele e Noci

Tempo di Preparazione: 5 minuti

Porzioni: 1

Tempo di cottura: 0 minuti

Fattori Nutrizionali:

- Calorie: 300 kcal
- Proteine: 20g
- Grassi: 10g
- Carboidrati: 35g

Ingredienti:

- 200g di yogurt greco
- 2 cucchiai di miele
- 30g di noci, tritate

Preparazione:

1. In una ciotola, combinare lo yogurt greco con il miele.
2. Cospargere con noci tritate.
3. Servire come snack pre-allenamento per un rapido boost di energia grazie ai carboidrati semplici e alla proteina di alta qualità.

Capitolo 5: Nutrimento Post-Workout

Dopo un'intensa sessione di allenamento, è essenziale reintegrare i nutrienti per accelerare il recupero, ottimizzare la sintesi proteica e ripristinare le riserve di glicogeno. Queste ricette sono progettate per massimizzare la ripresa e supportare la crescita muscolare.

1. Smoothie Proteico ai Frutti Rossi

Tempo di Preparazione: 5 minuti
Porzioni: 1
Tempo di cottura: 0 minuti

Fattori Nutrizionali:

- Calorie: 350 kcal
- Proteine: 25g
- Grassi: 5g
- Carboidrati: 50g

Ingredienti:

- 150g di frutti di bosco misti (freschi o congelati)
- 200ml di latte di mandorla
- 1 scoop di proteine in polvere al gusto di vaniglia
- 1 banana
- 1 cucchiaio di semi di chia

Preparazione:

1. Mettere tutti gli ingredienti nel frullatore.
2. Frullare fino a ottenere un composto liscio e omogeneo.
3. Servire immediatamente per una ricarica di nutrienti ideale dopo l'allenamento.

2. Insalata di Pollo Grigliato e Avocado

Tempo di Preparazione: 15 minuti
Porzioni: 2
Tempo di cottura: 0 minuti

Fattori Nutrizionali:

- Calorie: 400 kcal per porzione
- Proteine: 30g
- Grassi: 25g
- Carboidrati: 15g

Ingredienti:

- 300g di petto di pollo grigliato, affettato
- 1 avocado grande, tagliato a cubetti
- 100g di pomodorini, tagliati a metà
- 50g di foglie di spinaci freschi
- 2 cucchiai di olio extravergine di oliva
- Succo di 1 lime
- Sale e pepe nero

Preparazione:

1. In una ciotola grande, combinare il pollo, l'avocado, i pomodorini e gli spinaci.
2. Condire con olio, succo di lime, sale e pepe.
3. Mescolare delicatamente e servire subito per massimizzare l'assorbimento dei nutrienti.

3. Wrap di Tacchino e Hummus

Tempo di Preparazione: 10 minuti
Porzioni: 2
Tempo di cottura: 0 minuti

Fattori Nutrizionali:

- Calorie: 300 kcal per porzione
- Proteine: 25g
- Grassi: 9g
- Carboidrati: 30g

Ingredienti:

- 4 fette di petto di tacchino affettato
- 4 cucchiai di hummus
- 2 tortillas integrali
- 1 carota, grattugiata
- 1 cetriolo, tagliato a strisce sottili
- Foglie di lattuga

Preparazione:

1. Spalmare ogni tortilla con hummus.
2. Disporre sopra il tacchino, la carota, il cetriolo e la lattuga.
3. Avvolgere strettamente e tagliare a metà.
4. Servire immediatamente per un pasto ricco di proteine e carboidrati complessi.

4. Quinoa Bowl con Salmone e Edamame

Tempo di Preparazione: 25 minuti
Porzioni: 2
Tempo di cottura: 0 minuti

Fattori Nutrizionali:

- Calorie: 450 kcal per porzione
- Proteine: 30g
- Grassi: 20g
- Carboidrati: 40g

Ingredienti:

- 200g di salmone al forno
- 1 tazza di quinoa cotta
- 100g di edamame sgusciati
- 1 avocado, tagliato a cubetti
- 2 cucchiai di salsa di soia
- 1 cucchiaino di olio di sesamo

- Semi di sesamo

Preparazione:

1. In una ciotola, disporre la quinoa come base.
2. Aggiungere il salmone sfaldato, l'edamame e l'avocado.
3. Condire con salsa di soia e olio di sesamo.
4. Cospargere di semi di sesamo e servire.

5. Pancake di Avena e Banana

Tempo di Preparazione: 15 minuti
Porzioni: 2
Tempo di cottura: 3-5 minuti per lato

Fattori Nutrizionali:

- Calorie: 250 kcal per porzione
- Proteine: 10g
- Grassi: 5g
- Carboidrati: 40g

Ingredienti:

- 100g di fiocchi di avena
- 2 banane mature
- 2 uova
- 1 cucchiaino di cannella
- 1 cucchiaino di lievito in polvere
- Olio per cottura

Preparazione:

1. Schiacciare le banane e mescolarle con le uova, la cannella e il lievito.
2. Aggiungere i fiocchi di avena e mescolare fino a ottenere un impasto omogeneo.
3. Scaldare un po' di olio in una padella e versare porzioni di impasto, cuocendo i pancake da entrambi i lati fino a doratura.
4. Servire caldi, ideali per un recupero post-allenamento ricco di carboidrati e proteine.

6. Riso Integrale con Pollo e Verdure al Curry

Tempo di Preparazione: 30 minuti
Porzioni: 2
Tempo di cottura: 15-20 minuti

Fattori Nutrizionali:

- Calorie: 420 kcal per porzione
- Proteine: 35g
- Grassi: 10g
- Carboidrati: 50g

Ingredienti:

- 200g di petto di pollo, tagliato a cubetti
- 1 tazza di riso integrale
- 100g di broccoli, tagliati a piccoli fiori
- 1 peperone rosso, tagliato a strisce
- 1 cucchiaio di pasta di curry
- 1 cucchiaio di olio di cocco
- 250ml di latte di cocco
- Sale e pepe q.b.

Preparazione:

1. Cuocere il riso integrale secondo le istruzioni sulla confezione.
2. In una padella larga, scaldare l'olio di cocco e rosolare i cubetti di pollo.
3. Aggiungere la pasta di curry e mescolare bene per coprire il pollo.
4. Aggiungere il latte di cocco, i broccoli e il peperone. Lasciare cuocere a fuoco lento fino a che le verdure sono tenere e il pollo è completamente cotto.
5. Servire il curry sopra il riso integrale, condire con sale e pepe.

7. Patate Dolci Ripiene con Fagioli e Spinaci

Tempo di Preparazione: 45 minuti

Porzioni: 2

Tempo di cottura: 35-40 minuti

Fattori Nutrizionali:

- Calorie: 380 kcal per porzione
- Proteine: 12g
- Grassi: 5g
- Carboidrati: 70g

Ingredienti:

- 2 patate dolci grandi
- 1 tazza di fagioli neri, già cotti
- 100g di spinaci freschi
- 1 spicchio d'aglio, tritato
- 1/2 cipolla, tritata
- 1 cucchiaio di olio d'oliva
- Sale e pepe q.b.

Preparazione:

1. Preriscaldare il forno a 200°C.
2. Bucherellare le patate dolci con una forchetta e infornarle fino a che sono morbide, circa 35-40 minuti.
3. In una padella, scaldare l'olio d'oliva e soffriggere la cipolla e l'aglio fino a che non sono dorati.
4. Aggiungere gli spinaci e cuocere fino a che non sono appassiti. Incorporare i fagioli e scaldare il tutto.
5. Tagliare a metà le patate dolci cotte, scavare leggermente l'interno e riempirle con la miscela di fagioli e spinaci.
6. Servire calde, condite con sale e pepe.

8. Insalata di Quinoa, Tonno e Avocado

Tempo di Preparazione: 20 minuti
Porzioni: 2
Tempo di cottura: 0 minuti

Fattori Nutrizionali:

- Calorie: 450 kcal per porzione
- Proteine: 30g
- Grassi: 20g
- Carboidrati: 40g

Ingredienti:

- 1 tazza di quinoa, cotta
- 1 lattina di tonno al naturale, sgocciolato
- 1 avocado, tagliato a cubetti
- 1 pomodoro, tagliato a cubetti
- 1/4 di cipolla rossa, affettata sottile
- 2 cucchiai di succo di limone
- 2 cucchiai di olio extravergine di oliva
- Sale e pepe q.b.

Preparazione:

1. In una grande ciotola, combinare la quinoa, il tonno, l'avocado, il pomodoro e la cipolla rossa.
2. Condire con olio, succo di limone, sale e pepe.
3. Mescolare delicatamente fino a che tutto è ben amalgamato.
4. Servire fresco, ideale come pasto ricostituente post-allenamento.

9. Omelette di Albume con Funghi e Spinaci

Tempo di Preparazione: 15 minuti
Porzioni: 1
Tempo di cottura: 3-5 minuti

Fattori Nutrizionali:

- Calorie: 200 kcal
- Proteine: 25g
- Grassi: 5g
- Carboidrati: 10g

Ingredienti:

- 4 albumi
- 100g di funghi, affettati
- 100g di spinaci freschi
- 1 cucchiaio di olio d'oliva
- Sale e pepe q.b.

Preparazione:

1. In una padella antiaderente, scaldare l'olio e aggiungere i funghi, cuocere fino a doratura.
2. Aggiungere gli spinaci e cuocere fino a che non sono appassiti.
3. Versare gli albumi battuti sopra i funghi e gli spinaci.
4. Cuocere fino a che l'omelette non è ferma e cotta.
5. Condire con sale e pepe e servire calda.

10. Shake Proteico di Mela e Cannella

Tempo di Preparazione: 5 minuti
Porzioni: 1
Tempo di cottura: 0 minuti

Fattori Nutrizionali:

- Calorie: 300 kcal
- Proteine: 25g
- Grassi: 5g
- Carboidrati: 40g

Ingredienti:

- 1 mela grande, tagliata a pezzi
- 1 scoop di proteine in polvere al gusto di vaniglia
- 1 cucchiaino di cannella in polvere
- 200ml di latte di mandorla

Preparazione:

1. Mettere tutti gli ingredienti in un frullatore.
2. Frullare fino a ottenere un composto liscio e omogeneo.
3. Servire subito per una ricarica rapida di proteine e carboidrati, perfetta per il recupero muscolare post-allenamento.

Capitolo 6: Spuntini

Gli spuntini sono un'importante aggiunta al piano alimentare quotidiano, soprattutto per un atleta che cerca di ottimizzare la performance e il recupero muscolare. Questi spuntini sono formulati per fornire energia sostenuta, supportare la crescita muscolare e aiutare nella riduzione del grasso corporeo.

1. Muffin Proteici alle Mele e Cannella

Tempo di Preparazione: 30 minuti
Porzioni: 6 muffin
Tempo di cottura: 20-25 minuti

Fattori Nutrizionali:

- Calorie: 150 kcal per muffin
- Proteine: 10g
- Grassi: 3g
- Carboidrati: 20g

Ingredienti:

- 100g di farina d'avena
- 50g di proteine in polvere al gusto di vaniglia
- 1 mela grande, grattugiata
- 1 cucchiaino di cannella
- 2 albumi
- 100ml di latte di mandorla
- 1 cucchiaino di lievito in polvere

Preparazione:

1. Preriscaldare il forno a 180°C.
2. In una ciotola, mescolare tutti gli ingredienti fino a ottenere un impasto omogeneo.
3. Riempire gli stampi da muffin preparati fino a 3/4 della loro altezza.
4. Infornare per 20-25 minuti o fino a quando uno stuzzicadenti inserito al centro esce pulito.
5. Lasciar raffreddare e servire.

2. Chips di Ceci al Rosmarino

Tempo di Preparazione: 40 minuti
Porzioni: 2
Tempo di cottura: 30-35 minuti

Fattori Nutrizionali:

- Calorie: 200 kcal per porzione
- Proteine: 10g
- Grassi: 6g
- Carboidrati: 30g

Ingredienti:

- 200g di ceci in scatola, sciacquati e asciugati
- 1 cucchiaio di olio d'oliva
- 1 cucchiaino di rosmarino fresco, tritato
- Sale e pepe q.b.

Preparazione:

1. Preriscaldare il forno a 200°C.
2. In una ciotola, condire i ceci con olio d'oliva, rosmarino, sale e pepe.
3. Disporre i ceci su una teglia rivestita con carta da forno in un solo strato.
4. Cuocere in forno per 30-35 minuti, mescolando di tanto in tanto, fino a che sono croccanti.
5. Lasciar raffreddare e servire come snack croccante.

3. Barrette Energetiche al Burro di Arachidi e Cioccolato

Tempo di Preparazione: 20 minuti (più tempo di raffreddamento)
Porzioni: 8 barrette
Tempo di cottura: 0 minuti

Fattori Nutrizionali:

- Calorie: 250 kcal per barretta
- Proteine: 8g

- Grassi: 14g
- Carboidrati: 25g

Ingredienti:

- 100g di burro di arachidi naturale
- 50g di miele
- 30g di cioccolato fondente, tritato
- 150g di fiocchi di avena
- 30g di semi di chia

Preparazione:

1. In una pentola, scaldare a fuoco basso il burro di arachidi e il miele fino a che non diventano liquidi.
2. Rimuovere dal fuoco e aggiungere l'avena, il cioccolato e i semi di chia.
3. Mescolare bene fino a che il cioccolato non si è sciolto completamente.
4. Versare il composto in una teglia rivestita di carta da forno e pressare bene.
5. Lasciare raffreddare in frigorifero per almeno 2 ore, poi tagliare in barrette.
6. Conservare in frigorifero fino al momento del consumo.

4. Yogurt Greco con Mirtilli e Noci

Tempo di Preparazione: 5 minuti
Porzioni: 1
Tempo di cottura: 0 minuti

Fattori Nutrizionali:

- Calorie: 220 kcal
- Proteine: 15g
- Grassi: 10g
- Carboidrati: 20g

Ingredienti:

- 200g di yogurt greco
- 50g di mirtilli freschi

- 30g di noci, tritate

Preparazione:

1. In una ciotola, combinare lo yogurt greco con i mirtilli e le noci tritate.
2. Mescolare delicatamente e servire come uno snack ricco di proteine.

5. Smoothie Verde Energizzante

Tempo di Preparazione: 5 minuti
Porzioni: 1
Tempo di cottura: 0 minuti

Fattori Nutrizionali:

- Calorie: 180 kcal
- Proteine: 5g
- Grassi: 1g
- Carboidrati: 35g

Ingredienti:

- 1 banana
- 1 manciata di spinaci freschi
- 1 kiwi, pelato
- 200ml di acqua di cocco

Preparazione:

1. Mettere tutti gli ingredienti nel frullatore.
2. Frullare fino a ottenere un composto omogeneo e liscio.
3. Servire immediatamente per un apporto di energia veloce e salutare.

6. Mini Frittate di Verdure

Tempo di Preparazione: 25 minuti
Porzioni: 6 mini frittate
Tempo di cottura: 15-20 minuti

Fattori Nutrizionali:

- Calorie: 150 kcal per mini frittata
- Proteine: 10g
- Grassi: 9g
- Carboidrati: 5g

Ingredienti:

- 6 uova
- 1/2 zucchina, tagliata a dadini
- 1/2 peperone rosso, tagliato a dadini
- 50g di spinaci tritati
- 50g di formaggio feta sbriciolato
- Sale e pepe q.b.
- Olio d'oliva per ungere

Preparazione:

1. Preriscaldare il forno a 180°C e ungere una teglia per muffin.
2. In una ciotola, sbattere le uova con sale e pepe.
3. Aggiungere la zucchina, il peperone, gli spinaci e il formaggio feta e mescolare bene.
4. Versare il composto nelle cavità della teglia per muffin.
5. Cuocere in forno per 15-20 minuti o fino a quando le frittate sono gonfie e dorate.
6. Servire le mini frittate calde o a temperatura ambiente.

7. Crackers di Semi e Noci

Tempo di Preparazione: 30 minuti (più tempo di raffreddamento)
Porzioni: 4
Tempo di cottura: 20-25 minuti

Fattori Nutrizionali:

- Calorie: 200 kcal per porzione
- Proteine: 6g
- Grassi: 15g

- Carboidrati: 10g

Ingredienti:

- 100g di semi misti (zucca, girasole, sesamo)
- 50g di noci tritate grossolanamente
- 1 albume
- Sale e spezie a piacere (come rosmarino o timo)

Preparazione:

1. Preriscaldare il forno a 160°C.
2. In una ciotola, mescolare i semi, le noci, l'albume e le spezie fino a ottenere un composto omogeneo.
3. Stendere il composto su una teglia rivestita di carta da forno, creando uno strato sottile.
4. Cuocere in forno per 20-25 minuti o fino a quando non sono dorati e croccanti.
5. Lasciar raffreddare completamente prima di spezzarli in pezzi.

8. Hummus di Barbabietola

Tempo di Preparazione: 10 minuti
Porzioni: 4
Tempo di cottura: 0 minuti

Fattori Nutrizionali:

- Calorie: 150 kcal per porzione
- Proteine: 5g
- Grassi: 8g
- Carboidrati: 15g

Ingredienti:

- 200g di ceci cotti
- 1 barbabietola media, cotta e tagliata a cubetti
- 2 cucchiai di tahini
- 1 spicchio d'aglio
- Succo di 1 limone

* 2 cucchiai di olio d'oliva
* Sale e pepe q.b.

Preparazione:

1. In un frullatore, combinare tutti gli ingredienti e frullare fino a ottenere un composto liscio e omogeneo.
2. Assaggiare e aggiustare di sale e pepe.
3. Servire l'hummus con verdure crude tagliate a bastoncino o con crackers integrali.

9. Gelato Proteico alla Banana

Tempo di Preparazione: 5 minuti (più tempo di congelamento)
Porzioni: 2
Tempo di cottura: 0 minuti

Fattori Nutrizionali:

* Calorie: 180 kcal per porzione
* Proteine: 10g
* Grassi: 2g
* Carboidrati: 30g

Ingredienti:

* 2 banane mature, tagliate a rondelle e congelate
* 1 scoop di proteine in polvere al gusto di vaniglia
* 100ml di latte di mandorla
* 1 cucchiaino di estratto di vaniglia

Preparazione:

1. Mettere le banane congelate, la proteina in polvere, il latte di mandorla e l'estratto di vaniglia in un frullatore.
2. Frullare fino a ottenere una consistenza cremosa simile a quella del gelato.
3. Servire immediatamente o conservare nel congelatore per un'ora per una consistenza più solida.

10. Mix di Frutta Secca e Cioccolato

Tempo di Preparazione: 5 minuti

Porzioni: 4

Tempo di cottura: 0 minuti

Fattori Nutrizionali:

- Calorie: 200 kcal per porzione
- Proteine: 5g
- Grassi: 12g
- Carboidrati: 20g

Ingredienti:

- 50g di mandorle
- 50g di noci
- 30g di cioccolato fondente, tritato
- 30g di lamponi essiccate

Preparazione:

1. In una ciotola, mescolare le mandorle, le noci, il cioccolato tritato e i lamponi.
2. Conservare in un contenitore ermetico e utilizzare come snack veloce e nutriente.

	Colazione	Pranzo	Cena
Giorno 1	Muesli Ricco di Proteine	Insalata di Quinoa e Verdure Grigliate	Riso Integrale con Pollo e Verdure al Curry
Giorno 2	Wrap di Tacchino e Avocado	Insalata di Quinoa, Tonno e Avocado	Bistecca di Manzo con Insalata di Rucola e Parmigiano
Giorno 3	Yogurt Greco con Miele e Noci	Pasta Integrale con Pesto di Pomodori Secchi e Pollo	Salmone al Forno con Asparagi
Giorno 4	Toast di Salmone e Avocado	Patate Dolci Ripiene con Fagioli e Spinaci	Spiedini di Pollo al Curry con Couscous
Giorno 5	Porridge di Avena e Chia al Cioccolato	Bowl di Riso Integrale e Salmone	Pasta integrale con Pollo e Pesto di Basilico
Giorno 6	Mini Pancake di Patate Dolci	Insalata di Quinoa e Pollo	Merluzzo al Cartoccio con Pomodorini e Olive
Giorno 7	Porridge di Quinoa e Mirtilli	Riso Integrale con Pollo e Verdure al Curry	Insalata di Quinoa e Pollo
Giorno 8	Frittata di Chorizo e Patate Dolci	Wrap di Tacchino e Avocado	Tofu al Sesamo con Verdure Saltate

Giorno 9	Smoothie di Mango e Spinaci	Pollo alla Griglia con Verdure	Wrap di Tacchino e Hummus
Giorno 10	Smoothie Bowl di Spinaci e Proteine	Salmone al Forno con Asparagi	Risotto al Salmone e Asparagi
Giorno 11	Porridge di Avena e Cocco	Insalata Mediterranea di Ceci	Hamburger di Quinoa e Fagioli
Giorno 12	Frullato Proteico Rinforzato	Tacos di Pollo e Avocado	Polenta con Ragù di Funghi e Erbe
Giorno 13	Pancake di Banana e Proteine	Insalata di Pollo al Curry	Casseruola di Tacchino e Verdure
Giorno 14	Toast di Avocado e Uovo in Camicia	Pollo alla Griglia con Verdure	Zuppa di Lenticchie e Verdure
Giorno 15	Barrette Energetiche Fatte in Casa	Wrap di Pollo alla Caesar	Insalata di Quinoa e Pollo
Giorno 16	Pancakes Proteici	Insalata di Pollo Grigliato e Avocado	Risotto ai Funghi e Spinaci
Giorno 17	Frullato Proteico Rinforzato	Insalata di Quinoa e Verdure Grigliate	Insalata di Quinoa e Ceci
Giorno 18	Omelette agli Spinaci e Feta	Tacos di Pollo e Avocado	Riso Integrale con Pollo e Verdure al Curry

Giorno 19	Frullato di Mirtilli e Yogurt Greco	Quinoa Bowl con Salmone e Edamame	Bistecca di Manzo con Purea di Pastinaca
Giorno 19	Toast con Avocado e Uovo	Hamburger di Quinoa e Fagioli	Merluzzo al Cartoccio con Pomodorini e Olive
Giorno 20	Smoothie Energetico alla Banana e Avena	Pollo alla Griglia con Verdure	Casseruola di Tacchino e Verdure
Giorno 21	Omelette di Albume con Funghi e Spinaci	Wrap di Tacchino e Hummus	Pasta Integrale con Pesto di Pomodori Secchi e Pollo
Giorno 22	Pancake di Avena e Banana	Insalata di Ceci e Tonno	Pollo al Limone e Timo con Orzo e Broccoli
Giorno 23	Smoothie Proteico ai Frutti Rossi	Insalata di Quinoa, Tonno e Avocado	Spiedini di Pollo al Curry con Couscous
Giorno 24	Mini Frittate di Verdure	Pasta integrale con Pollo e Pesto di Basilico	Bowl di Riso Integrale e Salmone
Giorno 25	Muffin Proteici alle Mele e Cannella	Insalata di Quinoa e Pollo	Filetto di Orata al Forno con Patate
Giorno 26	Frullato Proteico Rinforzato	Salmone al Forno con Asparagi	Bowl di Riso Integrale e Salmone
Giorno 27	Smoothie Verde Energizzante	Polenta con Ragù di Funghi e Erbe	Salmone al Forno con Verdure Arrostite

Giorno 28	Smoothie di Mango e Spinaci	Riso Integrale con Pollo e Verdure al Curry	Frittata alle Erbe con Spinaci e Pomodori
Giorno 29	Yogurt Greco con Mirtilli e Noci	Insalata di Quinoa e Pollo	Merluzzo al Cartoccio con Pomodorini e Olive
Giorno 30	Toast di Salmone e Avocado	Insalata di Quinoa, Tonno e Avocado	Insalata di Quinoa e Ceci

Conclusione

Hai raggiunto la fine di "Alimentazione Sportiva", un viaggio che ha esplorato le profondità della nutrizione atletica e ti ha guidato attraverso un mare di conoscenze e pratiche che possono trasformare il tuo approccio alla performance sportiva. Dagli approfondimenti teorici ai piani alimentari dettagliati, abbiamo coperto ogni aspetto essenziale per alimentare il tuo corpo in modo ottimale.

Ora possiedi non solo la comprensione dei principi fondamentali della nutrizione sportiva, ma anche una collezione di ricette e piani alimentari che possono essere adattati alle tue specifiche esigenze. Sei pronto per mettere in pratica quanto appreso, sperimentando con nuovi piatti e trovando la combinazione perfetta di nutrienti che ti permetterà di eccellere nel tuo sport.

Ricorda che la nutrizione è un viaggio continuo, fatto di costante apprendimento e adattamento. Le esigenze del tuo corpo possono cambiare con il tempo, così come i tuoi obiettivi atletici. Mantieni la curiosità e la voglia di migliorare, e continua a esplorare nuovi modi per alimentare il tuo corpo e la tua mente.

Che tu stia cercando di migliorare le tue prestazioni, accelerare il recupero, o semplicemente vivere una vita più sana, la chiave è trovare l'equilibrio giusto e ascoltare il tuo corpo. Usa le conoscenze e gli strumenti che hai acquisito per fare scelte consapevoli e sostenibili, che ti permetteranno di raggiungere e superare i tuoi obiettivi.

Grazie per aver condiviso questo percorso con me. Spero che "Alimentazione Sportiva" ti abbia ispirato e guidato verso una comprensione più profonda di come la nutrizione possa potenziare ogni aspetto della tua vita atletica. Ora è il momento di mettere in pratica ciò che hai imparato, sperimentare in cucina e goderti i frutti del tuo impegno.

Buona fortuna e buon allenamento!

www.ingramcontent.com/pod-product-compliance
Lightning Source LLC
Chambersburg PA
CBHW081836250726
48659CB00008B/2476